귀 이耳
구멍 혈穴

_____님

더욱 건강하고
더욱 행복한 삶
이루어가시길 소망합니다.

_____

내 몸 을
살 리 는
시 리 즈
병이 없는 것이 건강한 삶이 아닙니다. 진짜 건강한 삶은 생명의 힘이 솟아나는 삶입니다. 예상치 못한 사고를 대비하기 위해 안전 수칙을 배우는 것처럼 '내 몸을 살리는 일'도 일상에서 실천할 구체적인 방법을 배워야 합니다. '내 몸을 살리는 시리즈'는 몸과 마음의 균형을 맞추고 진짜 건강한 삶을 살아가는 올바른 방법을 제안합니다.

이혈 사용 설명서
귀 이 구멍 혈

초판 1쇄 발행 2024년 9월 30일

지은이. 조재숙
그 림. 백준기
펴낸이. 김태영

씽크스마트 책 짓는 집
경기도 고양시 덕양구 청초로66
덕은리버워크 지식산업센터 B-1403호
전화. 02-323-5609

홈페이지. www.tsbook.co.kr
블로그. blog.naver.com/ts0651
페이스북. @official.thinksmart
인스타그램. @thinksmart.official
이메일. thinksmart@kakao.com

ISBN 978-89-6529-421-4 (13510)
© 2024 조재숙

• **씽크스마트** - 더 큰 생각으로 통하는 길
'더 큰 생각으로 통하는 길' 위에서 삶의 지혜를 모아 '인문교양, 자기계발, 자녀교육, 어린이 교양·학습, 정치사회, 취미생활' 등 다양한 분야의 도서를 출간합니다. 바람직한 교육관을 세우고 나다움의 힘을 기르며, 세상에서 소외된 부분을 바라봅니다. 첫 원고부터 책의 완성까지 늘 시대를 읽는 기획으로 책을 만들어, 넓고 깊은 생각으로 세상을 살아갈 수 있는 힘을 드리고자 합니다.

• **도서출판 큐** - 더 쓸모 있는 책을 만나다
도서출판 큐는 울퉁불퉁한 현실에서 만나는 다양한 질문과 고민에 답하고자 만든 실용교양 임프린트입니다. 새로운 작가와 독자를 개척하며, 변화하는 세상 속에서 책의 쓸모를 키워갑니다. 흥겹게 춤추듯 시대의 변화에 맞는 '더 쓸모 있는 책'을 만들겠습니다.

자신만의 생각이나 이야기를 펼치고 싶은 당신.
책으로 사람들에게 전하고 싶은 아이디어나 원고를 메일(thinksmart@kakao.com)로 보내주세요.
씽크스마트는 당신의 소중한 원고를 기다리고 있습니다.

귀 이耳
구멍 혈穴

이혈 사용 설명서

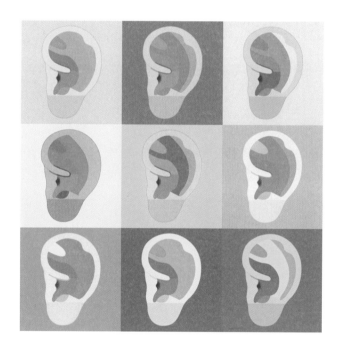

조재숙 지음 | 백준기 그림

이혈테라피의 역사는 길게는 약 3,000년 전까지 거슬러 올라간다. 고대 이집트에서는 귀걸이 등을 이용하여 신체의 증상을 개선한 것으로 알려져 있고, 서기 200년경에는 고대 페르시아에서 귀에 화상을 입혀 좌골신경통을 개선했다는 기록이 있다.

중국에서도 오래전부터 이혈테라피가 사용되었는데, 이는 중국 전통의학인 중의학에서도 중요한 역할을 하고 있다. 중의학에서는 귀를 통해 신체의 건강 상태를 파악하고 귀를 자극하여 질병을 치료하는 방법을 사용하는데, 이는 전식론[1]에 이론적 근거를 두고 있다.

프랑스에서는 1950년대에 외과의사 폴 노지에(Dr. Paul Nogier)가 귀의 각 부위마다 인체 각 장기와 기관을 조절할 수 있는 혈자리가 있음을 발견하였으며, 이를 통해 전신의 문제를 교정하고 개선할 수 있음을 알아내어 이를 『이혈테라피 핸드북(Handbook to Auriculotherapy)』이라는 저술을 통해 설명하였고, 귀에 침을 놓아 많은 질병을 치료할 수 있다는 이혈테라피(Auriculotherapy)를 주창하였다.

1980년대에 들어서는 미국 캘리포니아대학 통증클리닉의 정신생물학자 올레슨박사(Terry Oleson, Ph.D)가 귀를 보고 신체 전체의 질병을 진단할 수 있다고 발표하기도 하였다. 그 후 1990년, 세계보건기구(WHO)가 주최한 프랑스 리옹에서의 국제 학술대회에서 91개의 이침 반응점에 대한 세계표준침점이 만들어지게 되었다. 이렇게 하여 이혈테라피는 유럽과 미국 등지에서 인기를 얻게 되었으며, 현재까지도 전 세계적으로 다양한 질병의 치료와 예방에 사용되고 있다.

이러한 것들이 가능한 이론적 근거는 무엇일까? 그것은 귓바퀴(耳廓)에 인체의 오장육부, 조직기관, 사지백해에 반응하는 영역이 있기 때문이다. 이러한 특정 반응 영역의 색상(顔色)과 형태(形态), 통증느낌(痛阈), 저항(电阻) 등의 현상은 인체 건강 상태의 변화에 따라 변하며 이러한 '변화'에 대한 진찰 및 분석을 통해 관련 질병을 탐지할 수 있다. 그래서 "귀가 모든 것을 말하여 준다(耳朵会说话)"라는 말이 생겼다. 동시에 이러한 '변화' 부위에 마사지(按摩), 손으로 꼬집기(指掐), 침(针刺),

---

1 프렉탈 구조. 부분에 전체가 들어있다, 전체는 부분의 합이 아닌 부분 역시 전체를 반영할 수 있다는 이론. 흔히 수지침, 발마사지, 이혈 등에서 손, 발, 귀 등을 인체에 대응시키는 것과 관련이 있다.

온구(溫灸), 첩압(貼压), 경혈주사(穴位注射) 등을 사용하여 적절히 자극해주어 오장육부의 기능을 조절(调整脏腑功能)하고, 경락을 소통(疏通经络)시켜 체질을 강화하고 질병을 제거함으로써 치료, 신체 강화, 미용, 건강관리 및 양생(건강 보존)의 목적을 달성할 수 있다.

이러한 결과를 얻을 수 있는 것은 귓바퀴에는 신경과 혈관이 풍부하게 분포되어 있어 이갑곽(耳甲廓), 이갑강(耳甲腔) 등의 부위를 자극해주면 신체의 내분비계통과 내부 장기의 기능을 조절해주는 효과가 나타나는데, 예를 들어 미주신경(迷走神经)을 자극하게 되면 인슐린 수치에 영향을 주어 식욕을 억제함으로써 체중 감량 목적을 달성할 수 있다. 그러면 이혈테라피에서 어떻게 이러한 미용과 다이어트 효과가 나타나는 것일까? 그것은 귓바퀴가 인체의 경맥, 오장육부 및 신경관계와 밀접한 관계가 있기 때문이다.

중국에서 약 3,000년 전에 저술되었다는『황제내경』보다 앞선 의서로, 마왕퇴(马王堆) 한묘에서 출토된 백서(帛书)인『음양십일맥구경(阴阳十一脉灸经)』에서는 일찍이 상지(上肢)와 눈(眼), 뺨(颊), 인후(咽喉)가 "이맥(耳脉)"과 상관관계가 있다고 언급하고 있다.『황제내경』시기에 들어와서는 이 "이맥"이 수소양삼초경으로 발전되었을 뿐만 아니라 귀(耳)와 경맥(经脉), 경별(经别), 경근(经筋)과의 관계를 12경맥의 순환 상에서 비교적 상세하게 기록하고 있는데, 어떤 경맥은 귓속으로 직접 들어가고 어떤 경맥은 귓바퀴(耳廓) 주위에 분포한다고 기술하고 있다. 예를 들어 수태양소장경과 수소양삼초경, 족소양담경의 경맥과 경근은 귓속으로 직접 들어가거나 귀의 앞뒤를 돌고, 족양명위경과 족태양방광경은 각각 귀의 앞쪽에서 귀의 윗부분까지 올라가고, 수양명대장경의 별락(别络)은 귀로 들어가 종맥(宗脉)과 합쳐진다.

〈영추·구문(灵枢·口问)〉편에서는 "귀는 종맥이 모이는 곳이다(耳者, 宗脉之所聚也)"라고 이르고 있고〈영추·사기장부병형(灵枢·邪气脏腑病形)〉편에서는 또한 "12경맥과 365락이 있는데, 그 혈과 기는 모두 얼굴로 가 비어 있는 7규를 채운다. 그 정 양기가 눈으로 가 볼 수 있고, 또 다른 기가 귀로 가 들을 수 있다(十二经脉, 三百六十五络, 其血气皆上于面而走空窍. 其精阳气上走于目而为睛, 其别气走于耳而为听)"라고 이르고 있다.

또한 12경맥 중 6개의 양경맥과 달리, 6개의 음경맥은 비록 귓속으로 직접 들어가거나, 귓바퀴 주위에 분포하지는 않지만, 양경맥과 경별(经别)을 통해 모두 귀와 연결된다. 따라서 양경맥뿐만 아니라 음경맥에 이르기까지 12경맥 모두가 직간접적으로 귀와 연결되고 매우 밀접한 관계가 있으므로 귀에 있는 혈자리를 자극해주면 전신의 소통경락(疏通经络)과 기혈운행(气血运行) 기능을 발휘할 수 있어 질병의 예방과 치료 목적을 달성할 수 있다. 이 밖에도 귀는 오장육부 및 신경계통과도 밀접한 관계가 있어서 질병의 예방과 치료에 활용되고 있다.

『귀 이 구멍 혈』에서 저자는 지난 10여 년간 대학에서 가르치며 발로 뛴 경험과 축적된 자료를 바탕으로 이혈테라피에 대한 이론과 실기를 알기 쉽고 재미있게 설명해주고 있을 뿐만 아니라 이러한 이론들이 우리의 건강생활과 어떻게 관계가 되며 어떻게 응용할 수 있는지 사례를 모아 구체적으로 제시해 주고 있으며 일상생활 중에 "귀"를 통해 건강을 지킬 수 있는 주옥 같은 지혜의 모음집이다. 특히 이 책은 구체적으로 150가지 임상 증상 사례별로 혈자리를 제시하여, 비교적 알기 쉽게 접근할 수 있도록 해주고 있다는 점에서 주목할 만하다.

이 책은 이혈테라피가 어떻게 발전하여 왔는가에 대한 기본적인 이론과 체계부터 쉽게 접근할 수 있는 치유법, 효과 등에 대해서도 비교적 알기 쉽게 설명하고 있다. 따라서 기본적인 첩압 방법만 배워 알고 있으면 유아에서 노인에 이르기까지 쉽게 접근할 수 있어 가정이나 직장에서 쉽게 이해하고 적용할 수 있게 구성되어 있다. 또한 이 책은 저자의 다양한 현장경험에 의한 임상체험도 함께 수록되어 있어 현대인의 니즈에도 부합하며 학생들에게는 관련 학습교재로 일반인에게는 건강지킴이로써 활용할 수 있음을 믿어 의심치 않아 감수자로서 일독하기를 권한다.

충주위담통합병원 통합의학연구소 부소장 서원균

이 책을 통해 치유되는 사람이 많아지길

조재숙 선생님을 만난 건 건양대 치유선교학과를 통해서이다. 후배로서, 나의 강의를 듣는 대학원생으로서 선생님은 항상 밝고 맑고 생기발랄한 여성이었다. 선생님이 이렇게 학문적으로 사회적으로 성장, 성숙해 계신 걸 보게 되니 놀랍고 반갑고 기뻤다. 너무나 자랑스럽고 보기 좋은 후배이고 제자이시다.

책을 쓴다는 것은 참으로 보통 일이 아니다. 하고 싶은 이야기, 알려주고 싶은 이야기들을 모아 학문적으로 근거 있게 엮어낸다는 것은 누구에게나 시대를 막론하고 가장 어려운 일 중하나일 것이다.

귀를 중심으로 이혈요법을 통해 인간 전체를 조명해내듯 선생님의 저서 속에 우리의 인생이 조명되는 듯하다. 귓속에서 한 사람의 질병과 증상을 찾아내고 치료해 나가듯 선생님의 책 속에서 우리 삶의 병폐와 병리기전을 찾아내고 개인과 사회와 국가가 치유회복이 되는 기적들을 맛보아 나갈 수 있을 것 같다.

〈이름 없이 빛도 없이, 하지만 아름답게 살다간 그녀, 조재숙, 여기 잠들다〉를 묘비에 적어 놓고 싶다는 그녀! 그러나 갈수록 빛이 나고 명성을 떨치게 되지 않을까? 귀한 귀를 매체로 본인 삶의 가치관을 실어 책을 펴내고 강의를 하고 만나고 싶은 석학을 찾아 지구 저편을 발품 팔아 다녀온 여자. 그녀가 낸 책과 그녀의 조용하면서도 거대한 움직임을 극찬하고 싶다. 하나님을 사랑하고, 자신을 사랑하고, 이웃을 사랑하는 그녀이기에 더더욱.

전주 엠마사랑병원 원장, 한국호스피스협회 국제연구소장 **윤욱희**

건강하고 행복한 삶을 위한 지침서

저자인 조재숙 교수와 저는 경남도립거창대학 평생교육원에서 강사와 원장의 관계로 처음 만났습니다. 그녀는 이혈요법 강의를 통해 지역 사회 어른들께서 직접 자신의 건강을 돌볼 수 있도록 평생교육원 강의에 임했습니다. 2019년에는 경남도립거창대학 총장님으로부터 좋은 프로그램으로 인정받아 학교 평생교육 프로그램 발전에 기여한 공로로 표창장까지 받았습니다. 그리고 지역 사회를 위한 봉사단체인 이혈봉사단과 함께 수 년간 거창군민을 위한 봉사활동에도 직접 참여하였습니다. 2023년도엔 스포츠재활운동관리과에서 신입생들에게 보완대체요법 강좌로 이혈요법을 강의하여 스포츠 재활운동 관리를 전공하는 학생들에게 신체 전반적인 이해를 돕기도 하였습니다.

저자는 오랜 시간 교육으로 봉사로 열심히 임하시던 경험을 바탕으로 이런 증상일 땐 어느 혈자리에 귀마사지를 하고 기석을 붙여야 하는지 많은 사람이 궁금해하는 증상을 150가지나 정리해 책으로 출간한다는 소식에 먼저 고맙고 기쁘게 생각합니다.

『귀 이 구멍 혈』은 전통적인 지혜와 현대적인 통찰력을 결합한 총체적 건강에 대한 설득력 있고 혁신적인 접근 방식인 이혈테라피를 잘 소개합니다. 또한 교수이자 상담치유사로서의 폭넓은 경험을 바탕으로 독자들에게 이혈테라피의 치유의 힘을 이해하고 활용할 수 있는 귀중한 자료를 제공합니다. 이혈은 의학적 치료가 아닌 신체 자체의 치유 과정을 촉진하는 자연적인 도구입니다. 초보자와 숙련된 실무자 모두가 복잡한 개념을 쉽게 이해할 수 있도록 이해하기 쉽고 필요한 혈자리를 빠르게 찾아볼 수 있도록 잘 정리되어 있습니다.

이 책은 단순한 매뉴얼이 아닙니다. 더 건강하고 행복한 삶을 위한 지침서입니다. 이혈테라피 개념을 처음 접하는 사람이든, 심화된 지식을 원하는 사람이든 이 책은 건강을 향한 여정에 도움이 되는 지혜와 실용적인 도구를 모두 제공합니다. 또한 귀 건강과 전반적인 웰빙 사이의 심오한 연관성을 탐구하는 데 관심이 있는 사람이라면 누구나 꼭 읽어야 할 책이며, 독자들이 전체적이고 통합적인 방식으로 자신의 건강을 관리할 수 있도록 옆에 두고 찾아보는 사전과 같은 역할을 할 것입니다.

이 책을 각 가정에 한 권씩 비치해 놓는다면 손쉽게 가족의 건강을 케어할 수 있을 것이라 확신하기에 조재숙 교수의 『귀 이 구멍 혈』책 출간을 진심으로 축하드리며 적극적으로 추천합니다.

경남도립거창대학 스포츠재활운동관리과 교수 **조기여**

자가치유의 교과서

　본인이 조재숙 저자를 처음 만난 장소는 대학원 강의실이었다. 평소 건강에 관심이 많았던 본인은 이혈에 대한 호기심을 갖고 수업에 임했는데, 이때 이혈 강의를 하셨던 교수님이 바로 저자였다. 저자는 이혈과 건강에 대한 풍부한 지식을 갖고 재미있게 때로는 열정적으로 강의하였다. 신선한 충격을 받은 본인은 그 후 2년 동안 저자의 제자가 되어 이혈을 심도 있게 공부할 수 있었다. 그리고 지금은 '통합 자연치유 캠프'라는 힐링캠프를 함께 동역하면서 저자는 이혈을 통해 환우분들을 섬기는 사역도 하고 있다.

　저자는 단지 이혈을 강의하는 교수가 아니다. 먼저 저자 본인이 깊은 수렁에 빠져 캄캄한 터널 속을 지날 때 이혈을 만났고, 남편과 자녀들의 건강을 지켜야만 했던 절박한 상황에서 이혈을 공부하였다. 따라서 저자에게 이혈은 단순한 건강관리를 위한 도구가 아니라 생존을 위한 마지막 수단이었다. 그만큼 본인도 간절한 마음으로 이혈을 공부하였기에 지금도 그때 그 간절한 마음으로 이혈을 사랑하고 이혈을 전파하는 사명자로 살아가고 있다.

　이런 과정을 겪으면서 몸소 이혈의 중요성과 효과를 체득한 저자는 이혈 전도사로 전국을 다니며 자신처럼 건강의 문제로 고통받는 사람들을 위해 최선을 다해 강의하고 있다. 이런 상황 속에서 그동안 강의했던 내용들을 요약 정리해서 『귀 이 구멍 혈』이라는 책을 출간하게 되어 너무나 기쁘고 축하를 드린다. 어찌 보면 더 일찍 출간되어야 할 책이었는데 이제라도 출간되어 다행이고 깊은 감사를 드린다.

　본인이 판단하기에 저자는 이혈에 대한 강의에 있어서 우리나라에서 최고라고 생각한다. 저자보다 이혈에 대해 간단명료하게 강의하는 분을 찾아볼 수 없었다. 특히 이 책은 증상별로 이혈의 혈자리를 자세하게 알려주기에 누구라도 스스로 건강을 관리할 수 있도록 안내하는 최고의 교과서라고 믿어 의심치 않는다.

　따라서 건강에 대한 관심이 많은 분에게 기쁨으로 또한 적극적으로 『귀 이 구멍 혈』을 추천한다. 특히 자신의 건강을 스스로 지키고자 노력하는 분들이 있다면 저자가 책에서 안내하는 그대로 따라 하기만 해도 건강회복이라는 큰 유익을 얻게 될 것이다. 각 가정의 주치의 역할을 확실하게 하게 될 이 책이 우리나라 모든 가정에 한 권씩 준비되는 그 날을 기대해본다.

새백성교회 목사, 『내일맑음』 저자 **김민홍**

이혈테라피를 직접 실천할 수 있는 구체적인 지침서

통합치유전문가 조재숙 저자의 『귀 이 구멍 혈』 출간을 진심으로 축하합니다. 이 책은 오랜 역사와 전통을 지켜오며 현대인에게 건강과 행복을 선사하는 아주 중요한 자연치유요법인 이혈테라피에 대한 개념과 지식뿐만 아니라 언제 어디서나 아주 쉽게 실천할 수 있는 자기 치유 방법을 체계적으로 제시합니다.

그 누구보다도 건강의 소중함을 절실히 느낀 저자 자신의 경험과 수년간의 강의와 컨설팅으로 만난 수많은 사람의 사례를 토대로 재구성된 이 책은 이혈테라피의 원리와 효과를 구체적인 사례와 함께 제시하며 일상생활에 건강을 치유하고 유지하는 데 실질적인 도움을 제공해 줄 것입니다. 또한, 이 책을 통해 독자들은 자연스럽게 몸과 마음의 균형을 찾을 수 있는 방법을 배울 수 있을 것이며, 자신의 소중한 몸을 더욱 사랑하며 감사하는 시간을 누리게 될 것입니다.

특별히 각 장마다 제공되는 증상별 혈자리는 독자들로 하여금 바로 따라하고 적용할 수 있도록 구성되어 있기에 이혈테라피를 직접 실천할 수 있는 구체적인 지침서로서의 의미가 있습니다.

저자의 깊은 지식과 열정이 담긴 이 책이 건강의 회복과 소중함을 선물하고 싶은 사람들에게 밝은 빛이 되기를 진심으로 기원하며 이혈테라피를 통해 건강한 삶을 되찾고, 더 나아가 행복한 일상을 영위하기를 원하는 독자에게 진심으로 추천합니다.

두잉클래스 대표, 아이엠에스씨씨 대표 **이지연**

우리 집 주치의가 되는 책

'귀'를 통해 몸이 하는 이야기를 듣고 마음의 소리에 귀를 기울이며 진정한 건강을 위해 힘쓰는 통합치유전문가 조재숙 대표의 신간 『귀 이 구멍 혈』 출간을 축하드립니다. 저를 만날 때마다 장소 가리지 않고 제 귀를 만져주고, 치료해주시던 모습이 지금도 눈에 선합니다. 덕분에 건강하게 제 일에 집중할 수 있었습니다.

자신이 하는 일에 긍지를 느끼고, 지속적으로 성장하려고 노력하는 사람에게는 특별한 아우라가 생기게 마련입니다. 이혈테라피 분야에서 독보적인 브랜드로 성장하고 있는 조재숙 대표님에게 경의를 표합니다.

대한민국 사람이라면 누구나 손쉽게 우리 집 주치의로 이 책 한 권을 소장해보는 것을 추천합니다.

퍼스널브랜딩그룹 엠유 대표, 『퍼스널브랜딩에도 공식이 있다』 저자 **조연심**

'귀 통역사'라는 말을 들어보셨나요?

'귀를 보면 건강을 안다.'라는 말은 도대체 무슨 의미일까요? 이 질문에 답을 하기 위해 우선 귀의 모양을 살펴봅시다. 귀는 태아가 자궁 안에 거꾸로 놓인 모습처럼 생겼습니다. 귀로 우리 몸의 건강을 알 수 있다는 말은 귀라고 하는 작은 기관이 우리 몸 전체를 반영한다는 원리에서 출발합니다. 기원전 250여 년경 편찬된 중국의 고대 의서인 〈황제내경〉에는 귀뿐만 아니라 손과 발에도 우리 몸 전체가 담겨 있다고 기록되어 있습니다. 작은 부분 하나하나가 우리 몸 전체와 밀접한 반응 관계가 있다는 것을 알 수 있습니다.

귀에는 우리 몸의 과거와 현재와 미래의 역사가 기록되어 있다고 합니다. 한 마디로 귀는 우리 몸의 '건강기록부'라고 할 수 있습니다. 몸의 상태에 관하여 끊임없이 신호를 보내면 그것을 귀가 기록하고 있습니다. 그런 귀의 표현을 알아듣는 사람들이 건강을 알아볼 수 있습니다. 그래서 "귀를 보면 건강을 안다."라고 말할 수 있는 겁니다.

귀를 엄마의 자궁 속에 태아가 거꾸로 놓여 있는 모습으로 설명해보면, 신체의 윗부분인 얼굴과 머리는 귀에서 아랫부분에 자리하고, 발과 같은 아랫부분은 귀에서 제일 위쪽에 자리하고 있습니다. 오장육부처럼 신체의 안쪽에 존재하는 장기는 귀에서는 오목하게 들어가 있는 부분과 상응하고, 밖으로 보이는 부분은 귀에서 돌출된 곳과 상응합니다. 예를 들어, 척추처럼 몸의 중심을 잡는 기둥 같은 부분은 귀에서 제일 길게 튀어나와 있는 부분과 대응합니다.

귀는 우리가 이미 알고 있는 것처럼 소리를 듣고 몸의 균형을 맞추는 것이 주된 역할이지만, 그 외에도 이렇게 몸과 통신하고 있는 겁니다. 우주 안에 '나'라는 사람이 존재하듯이 나의 몸 안에 귀가 존재하며, 그 귀를 통해 나의 건강 상태를 밖으로 나타내 보여줍니다. 그리고 나의 의도대로 귀에 손을 댐으로써 몸에 영향을 끼칩니다. 쉽게 말해 귀는 우리 몸을 들여다볼 수 있는 모니터이며, 내가 조종한 대로 움직이는 터치스크린 역할까지 한다고 말할 수 있습니다.

내담자와 상담할 때, 눈으로 보고 손으로 만지며 귀를 살펴 몸의 상태를 분석해 볼 수 있습니다. 건강 상태가 양호한 사람의 귀는 깨끗합니다. 탄력이 있고 윤기가 돕니다. 반대로 귀 색깔이나 모양이 달라진 사람들은 건강 상태가 그리 좋지 않은 경우입니다. 그만큼 귀의 상태는 우리 인체의 건강 상태를 반영한다고 볼 수 있습니다.

이혈테라피를 일상 생활화하는 것은 간단하며, 컨디션을 회복하는 데 즉각적으로 도움이 될 수 있습니다. 피로나 현기증이 있을 때 귀를 가볍게 잡아당기면 증상이 완화됩니다. 귀 마사지를 정기적으로 실천하면 내장이 튼튼해지고 혈액순환이 잘 되며, 허리, 다리, 무릎, 어깨의 통증을 완화하고 소화를 촉진하며 피로회복과 숙면에도 도움이 됩니다. 또한, 피부 미용과 탄력 강화, 노폐물 배출로 인한 몸매 관리에도 도움을 줍니다. 무엇보다도 균형 잡힌 면역력을 유지할 수 있고 자연 치유능력을 높일 수 있습니다. 이혈테라피는 '치료(treatment)'의 도구가 아니라 우리 몸을 자연스럽게 원래의 상태로 복구하는 '치유(healing)'의 도구입니다.

귀는 신체의 축소판으로 신체와 정신 상태를 반영합니다. 저는 귀가 전달하는 신호를 해석하고 그 의미를 내담자에게 잘 설명하는 사람을 '귀 통역사'라고 부릅니다. 이들은 귀의 언어를 해독하여 내담자가 신체적, 정신적 건강을 회복하도록 도울 수 있습니다. 귀 통역사처럼 귀의 언어를 이해하면 건강에 대해 많은 것을 알 수 있게 되고 건강을 돌볼 수 있게 됩니다.

각자의 건강을 관리하고 이웃에 봉사할 수 있는 좋은 도구를 찾으신다면, 이혈테라피를 배워 '귀 통역사'가 되어보시는 건 어떨까요?

여러분들의 건강한 날들을 응원합니다.

CONTENTS

1장. 귀로부터 시작하는 건강이야기

2장. 상황별 혈자리

ㄱ

CONTENTS

3장. 귀 마사지

4장. 귀 분석

부록. 상황별 체험 후기

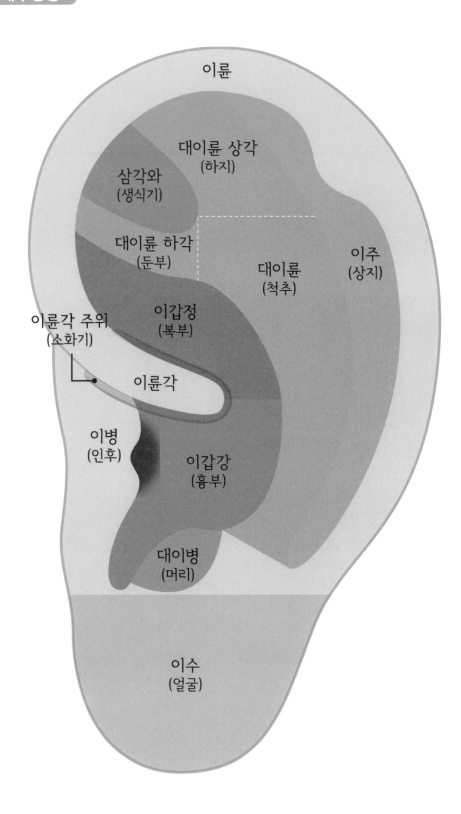

이륜

대이륜 상각
(하지)

삼각와
(생식기)

대이륜 하각
(둔부)

대이륜
(척추)

이주
(상지)

이갑정
(복부)

이륜각 주위
(소화기)

이륜각

이병
(인후)

이갑강
(흉부)

대이병
(머리)

이수
(얼굴)

이 혈 도

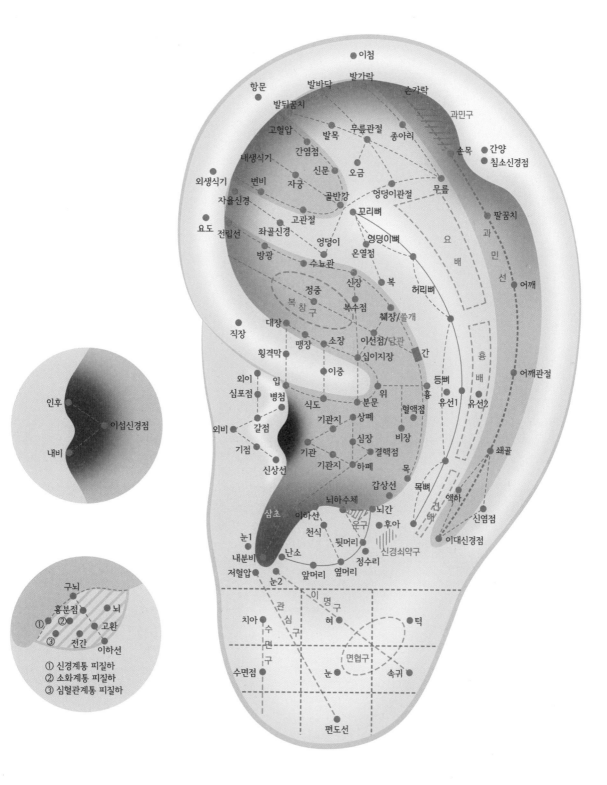

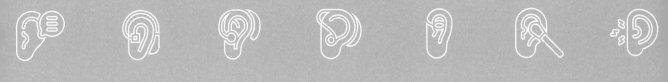

1장

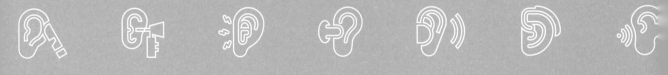

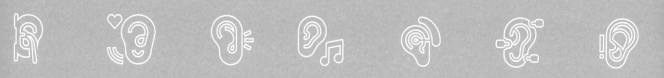

귀로부터 시작하는
건강이야기

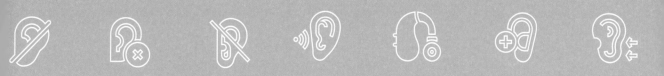

1. 이혈테라피의 정의

"귀를 보면 건강을 안다."

"귀는 우리 몸의 건강에 대해 말하고 있다."

"귀는 우리 몸의 건강을 기록하는 '건강기록부'이다."

귀는 우리 인체 곳곳과 연결되어 있다. 귀에는 우리 몸의 건강 정보가 들어있다. 인체의 축소판으로 뇌와 골격계와 오장육부, 호르몬과 신경의 모든 집합체가 귀에 모여 있다. 귀는 모니터이며 터치스크린이다. 다시 말해, 귀는 몸 속 건강을 몸 밖으로 보여주는 도구이다. 그리고 내 손으로 귀의 특정한 부분을 자극하면 귀와 연결된 특정한 몸의 부분으로 명령을 보낸다. 그곳에서 막힌 부분을 풀어 몸의 문제를 해결하는 데 도움을 준다. 귀에 있는 정확한 혈자리를 찾아 자극을 주면 신체의 각 기관에 연락하여 면역력을 조절하고 신체의 기능이 활력 있게 작동하도록 돕는다. 이어테라피(Eartherapy)는 귀의 'ear'와 치유의 'therapy', 두 단어의 합성어이다. 귀를 자극함으로 자율신경을 안정시키고 혈액의 흐름을 좋게 하여 건강한 상태로 회복하는 자연치유 건강 증진법이다.

고대 중국의 의학서인 〈황제내경〉에서 유래된 이혈요법이라는 보완대체요법을 활용한 치유법을 이혈테라피(耳穴 therapy)라고 부른다. 이혈(耳穴)이란 귀 이(耳)와 구멍 또는 오목한 혈(穴)이라는 한자어이다. 귀의 특정 부위와 신체의 특정 부위가 연관성이 있다는 것을 발견하여 귀의 혈자리에 자극을 줌으로써 신체의 증상을 개선하는 건강치유 방법이다. 그래서 귀에 분포되어 있는 혈자리를 이혈이라고 정의하고 또한 귀에 나타나는 반응 부위를 이혈이라고 말한다. 귀를 통한 건강관리이기에 현대에는 '이어테라피' 라고도 부르는 것이다.

우리의 몸과 마음에 이상이 생기면 귀의 특정 부위에 반응이 나타난다. 모양이 달라지거나 색이 변하든지, 혈관이 생기거나 불거져 나오든지, 돌기나 딸기씨 모양이나 뾰루지 같은 것이 생기든지, 비듬 같은 각질이 일어나든지 또는 없던 주름이 하나씩 생기기도 한다. 이혈에서는 이런 종류의 반응이 나타난 곳과 신체의 상관관계를 살펴 몸의 불편함이나 약한 부분을 발견할 수 있다. 그 부위에 귀 마사지를 하거나 이혈의 도구인 기석(또는 이혈패치)을 부착하는 등의 자극을 줌으로써 면역력을 조절하고 신진대사의 흐름을 원활하게 도울 수 있다. 이렇게 건강의 회복과 예방에 도움을 줄 수 있는 치유법을 이혈테라피 또는 이어테라피라고 정의한다.

귀는 크게 두 부분으로 나눌 수 있다. 하나는 바깥으로 튀어나온 부분(돌출 부위)이고, 또 다른 하나는 안으로 들어간 부분(함몰 부위)이다.

귀에서 돌출된 부분을 아래에서부터 살펴보면 귓불 부위가 있다. 이곳은 얼굴에 해당하는 부위이다. 귓불 위 도드라진 부분이 있는데 그 주위 타원의 모양(손가락으로 잡히는 정도)은 머리에 해당하는 부위이다. 그 옆으로 얼굴 쪽에 붙어 있는 부분은 인후 부위에 해당한다. 귀에서 가장 길게 보이고 만져지는 튀어나온 부분은 우리 몸의 척추에 해당한다. 그 외 귓바퀴는 몸과 바로 상응하는 부분이라기보다는 몸 전체의 건강과 면역 상태를 나타낸다.

귀의 함몰된 부분을 아래부터 살펴보면 귓구멍 바로 옆에 들어간 부분이 호흡을 관장하는 가슴에 해당하고 그 위 작은 연골을 넘어선 부위가 소화와 흡수를 담당하는 복부에 해당한다. 맨 위 들어간 부분은 생식계를 담당하는 아랫배 부위에 해당한다. 그리고 마지막으로 함몰된 부위는 척추와 귓바퀴 사이로 길게 들어간 위치인데 이곳은 우리 몸의 팔에 해당한다.

이렇게 돌출된 부분 다섯 구역과 함몰된 부분 네 구역, 모두 아홉 구역이 우리 신체와 일대일 상관관계가 있다. 그러므로 귀를 보며, 귀가 말하는 이야기를 알아듣고, 귀에 반응하는 이혈테라피를 실행하여 건강을 개선하고 회복하며 유지할 수 있다.

"귀는 인체의 축소판입니다. 태아가 엄마 자궁 속에 들어앉아 있는 모습과 신체를 비교할 수 있습니다. 귀의 모양과 신체를 비교해보면, 몸속 내장기관은 귀에 움푹 들어간 곳에 상응하고 얼굴과 머리, 척추는 드러난 곳에 상응합니다. 내장기관 중 가슴에 있는 호흡기관은 움푹 들어간 곳 중에 제일 아래쪽에 위치합니다. 가운데 배에 있는 소화 기관들은 중간에 들어간 곳에 상응합니다. 그리고 아랫배에 있는 배설기관인 생식기는 제일 위쪽의 삼각형 모양으로 들어간 곳과 상응합니다. 반면 귀의 드러난 곳 중 얼굴과 머리는 귀의 아래쪽 귓불과 바로 윗부분에, 팔과 다리의 끝부분인 손가락과 발가락은 귀의 제일 위쪽에 일치합니다. 귀의 아래에서 위쪽까지 길게 드러나 있는 척추는 아래쪽이 목이고 위쪽이 엉덩이 부위이며 그 위로는 다리와 연결되어 있습니다."

2. 이혈테라피의 역사

이혈테라피의 역사는 기원전 2세기 이전에 중국 전통의학의 이론과 실제를 요약한 〈황제내경〉이라는 고대 의학서적으로 거슬러 올라간다. 〈황제내경〉의 기록에 따르면 "몸에는 12개의 경맥이 흐르고, 이 12개의 경맥은 손과 발에서 시작하거나 끝나는데 그 중간에 몸통과 머리를 연결하여 순환한다."라고 하였다. 귀에도 이 경맥의 일부가 흐르는데, 12개의 경맥 중에서 6개의 양경은 귀에 직접적으로 작용하거나 그 경맥의 가지를 통하여 작용한다. "6개의 양경은 나머지 6개의 음경과 간접적으로 연결되어 있어 결국에는 12개의 경맥 모두가 귀와 직접적 또는 간접적으로 연결된다."라고 하였다. 반면 서양에서는 그리스에서 의학의 아버지 히포크라테스가 귀걸이나 귀를 자극하는 여러 방법을 통해 성적 장애나 생리불순을 치료하였다고 한다.

그 후 1950년대 프랑스의 폴 노지에 박사(Dr. Paul Nogier)가 '귀에는 인체의 모든 기관에 해당하는 반응점이 있다'고 보고 다양한 임상실험을 통해 유럽 침술학술지에 '태아역위지도'를 발표했다. 귀의 혈자리에 침을 놓고 뜸을 떠서 좌골신경통이 개선되었다는 사실을 안 폴 노지에 박사의 관심과 노력으로 중국에서 유래된 이침(耳鍼)을 유럽에서 발전시켜 다시 중국으로 역수출하는 상황에 이르렀다. 또한 미국의 UCLA 의과대학 통증관리센터(Pain Management Center)의 테리 올레슨 박사(Dr. Terry Oleson)가 해부생리학을 기초로 한 연구와 임상적 검토를 바탕으로, 현대적이며 과학적으로 더욱 발전시켰다. 마침내 1990년 프랑스의 리옹에서 개최된 세계보건기구(WHO) 국제 학술대회에서 귀의 해부학적 구조와 91개의 반응점을 공통표준화로 정하였다. 이것이 현대 이어테라피에 이르는 초석을 다지는 계기가 되었다.

결론적으로 말해, 이혈테라피는 중국의 이침과 폴 노지에 박사의 프랑스 이침에 근간을 두었으며, 미국의 UCLA 의과대학 통증관리센터의 테리 올레슨 박사가 현대 과학적으로 발전시킨 치료법으로, 모든 내용이 임상적으로 증명되었다는 데 그 의의가 있다고 하겠다.

3. 이혈테라피의 방법

이혈테라피의 여러 가지 방법을 활용할 수 있겠으나 필요한 혈자리에 귀 마사지와 기석을 부착하는 행위가 가장 일반적이며 안전한 방법이다.

① 귀를 눈으로 보며 건강상태 파악(시진법)
② 알코올 솜으로 귀 닦아주기
③ 귀를 손으로 만지며 건강상태 파악(촉진법)
④ 귀 마사지 (5분~10분)
  - 필요시에 아로마오일로 마무리 마사지
  - 기석 부착 전 귀를 마른 티슈로 잘 닦아주기
⑤ 기석 부착 (상황별 혈자리에 부착)
  - 기석 부착 후 귀 전체를 가볍게 눌러주기

모든 단계를 순서대로 해야 하는 것은 아니며 필요한 부분만 행할 수도 있다.

귀 마사지를 할 때나 기석 부착을 할 때 편안하고 아프지 않아야 하는데 딱딱하게 굳은 곳이 있거나 통증이 느껴진다면 상담을 통해 그 부위와 연관된 신체의 이상을 확인해 보아야 한다.

귀 마사지와 기석 부착 전 알아야 할 사항은
① 먼저 손을 깨끗이 씻는다.
② 귀에 염증이나 상처가 있을 땐 건드리지 않는다.
③ 자극 전에 알코올 솜으로 귀를 샅샅이 소독한다.
④ 부드럽지만 힘을 조절하여 귀를 자극하고, 상처가 생기지 않도록 조심한다.
⑤ 기석 부착 기간은 3일 정도가 적당하다.
⑥ 회복을 소망하는 마음으로 정성껏 자극한다.

2장에서 소개하는 혈자리 활용법

- 전체적인 귀 마사지를 하는 중에 상황별 안내하는 혈자리를 적극적으로 마사지하세요.

  손으로 마사지할 수도 있지만, 앞이 뭉툭한 지압봉이나 펜으로 자극을 줄 수도 있습니다.

- 상황별 안내하는 혈자리에 '기석'을 부착할 수 있습니다(기석 구매는 블로그로 문의하세요).

4. 이혈테라피의 필요와 효과

  우선 건강을 유지하고 컨디션을 회복하는 데 이혈테라피의 활용이 효과적이다. 두통, 요통, 근육통 등 모든 통증을 관리하는데 빠른 효과가 나타난다. 여성의 관심 분야인 다이어트와 피부미용에도 상당히 효과적이다. 노인 질환을 예방하고, 뇌에 좋은 자극을 주며 통증을 완화하는데 효과적이다. 부작용이 없고 언제 어디서나 누구나 활용할 수 있다는 장점이 다른 어떤 테라피보다 더욱 이혈테라피의 필요를 확인해주고 있다.

이혈테라피의 이런 장점이 있다

  귀를 보며 분석함과 동시에 치유와 회복뿐 아니라 예방도 가능하다. 부작용이 없는 자연치유법이다. 배우기가 쉽다. 남녀노소 구분 없이 누구에게나 활용이 가능하다(단, 임산부는 전문가와 상담 필요). 장소 상관없이 어디서나 손쉽게 활용할 수 있다. 급성적인 문제는 효과가 즉각적으로 나타날 수 있다. 도구가 간편하다. 아름다움과 건강을 동시에 만족시킬 수 있다.

이혈테라피는 이런 분에게 필요하다

  쉽게 피로를 느낀다. 소화가 잘 안된다. 잠을 잘 못 잔다. 손과 발이 차갑다. 면역력이 떨어졌다. 어깨, 허리, 무릎 등에 통증을 느낀다. 눈이 피곤하다. 머리가 무겁다. 갱년기를 겪고 있다. 불안증세나 우울증이 있다. 피부에 문제가 있다. 동안 미모를 원한다. 다이어트를 원한다.

이혈테라피의 효능을 살펴보자

① **통증 관리** : 천연 진통제인 엔도르핀의 방출을 자극하여 어깨 결림, 무릎 통증, 목 통증, 허리 통증, 좌골신경통, 근육통 등 각종 통증을 완화하는 데 도움을 준다.

② **정신 건강** : 스트레스 및 불안을 해소하여 이완을 촉진하고 신체 에너지의 균형을 유지함으로써 스트레스와 불안을 줄이고 편안한 감정을 유지하는 데 도움이 된다. 우울감을 관리하기 위한 보완요법으로도 사용할 수 있다.

③ **여성의 건강** : 호르몬 분비를 원활히 하여 월경 문제(생리통과 불규칙한 기간)의 증상을 완화하며 폐

경기의 안면 홍조, 기분 변화와 같은 갱년기 증상을 관리하도록 돕는다.

④ **소화 건강** : 오장육부를 건강하게 하여 소화력을 개선하고 위장 장애, 과민대장증후군, 변비, 위염과 같은 상태를 관리하는 데 도움을 준다.

⑤ **호흡기 건강** : 천식 및 알레르기 반응의 증상을 감소시킬 수 있다.

⑥ **신경학적 상태 개선** : 편두통과 긴장성 두통의 빈도와 강도를 줄이는 데 효과적이다.

⑦ **수면 장애 개선** : 휴식을 촉진하고 불안을 줄여 수면의 질을 개선하고 불면증 치료에 도움을 줄 수 있다.

⑧ **면역 시스템 지원** : 부교감신경을 활성화해 몸과 마음을 편안하게 하여 면역력 증진, 자연치유능력 강화로 질병을 예방할 수 있다.

⑨ **원활한 혈액순환** : 혈액순환 장애를 개선하고 노폐물과 독소를 배출하여 손과 발, 복부를 따뜻하게 하는 데 도움을 줄 수 있다. 혈액순환을 향상해 치유에 도움을 주고 염증을 줄일 수 있다.

⑩ **안티에이징** : 피부에 활력을 주고, 안면 리프팅에 효과적이다.

⑪ **웰빙과 예방** : 신체 시스템의 균형을 맞춰 육체적, 정신적 질병을 예방하고 건강한 상태를 유지하여 웰빙을 추구할 수 있다.

⑫ **다이어트** : 식욕억제에 효과적이며 살을 빼는 데 도움을 줄 수 있다.

⑬ **성장 촉진** : 정서적인 안정과 면역력 향상으로 숙면과 더불어 성장 호르몬 분비에 도움을 줄 수 있다.

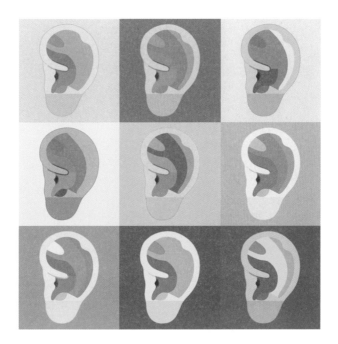

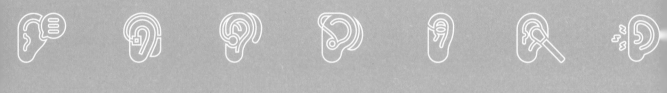

2장

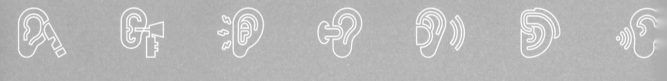

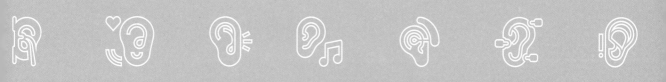

상황별 혈자리

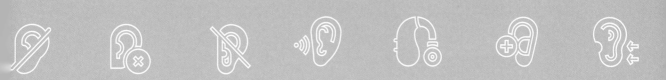

이혈테라피는 직접적인 치료가 아닌 치유의 도구입니다.

가래(객담)

기관지나 폐로부터 생성되는
끈적끈적한 점액성 액체.

출처: 서울대학교병원 의학정보[1]

과민구

자율신경

기관

인후

폐

신상선

천식

• **필수 혈자리** 과민구, 신상선, 기관, 폐, 자율신경, 인후, 천식

2 가려움증(소양감)

피부를 긁거나 문지르고 싶은
충동을 일으키는 불쾌한
감각으로 가장 흔한
피부증상.

출처: 서울대학교병원 의학정보

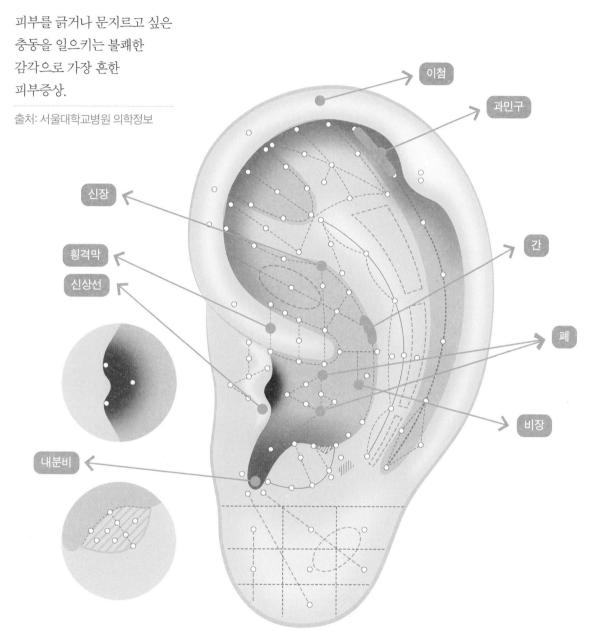

이첨 · 과민구 · 신장 · 간 · 횡격막 · 신상선 · 폐 · 비장 · 내분비

- **필수 혈자리** 과민구, 간, 폐, 신상선, 내분비, 이첨, 비장, 횡격막, 신장

3 가슴 두근거림(심계항진)

불규칙하거나 빠른 심장
박동이 비정상적으로
느껴지는 증상.

출처: 서울대학교병원 의학정보

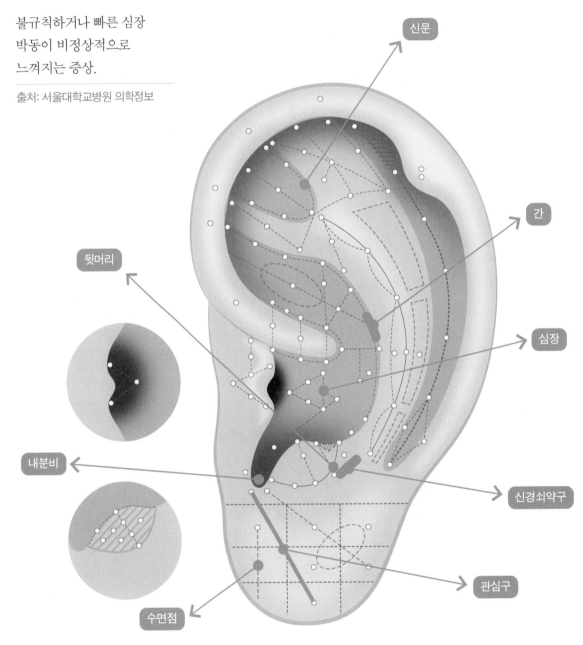

신문

간

심장

신경쇠약구

관심구

수면점

뒷머리

내분비

• **필수 혈자리** 신문, 간, 심장, 관심구, 수면점, 신경쇠약구, 뒷머리, 내분비

4 가슴통증(흉통)

다양한 원인에 의해
가슴 부위에 나타나는 통증.

출처: 서울대학교병원 의학정보

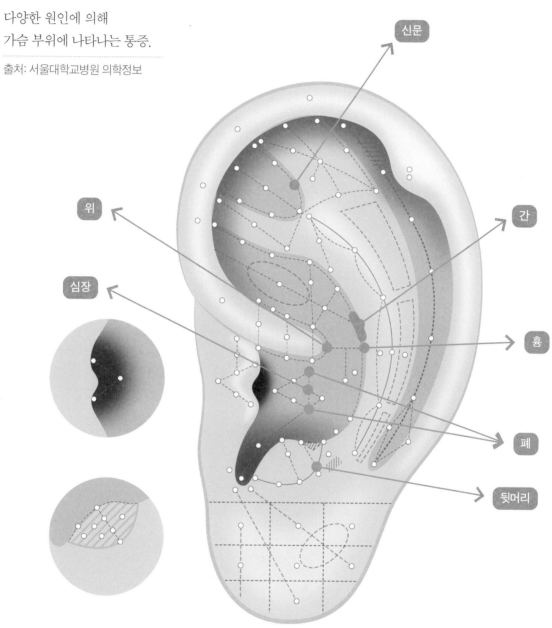

신문

간

위

흉

심장

폐

뒷머리

• **필수 혈자리** 흉, 폐, 위, 심장, 신문, 간, 뒷머리

5 간염

간세포 및 간 조직의 염증을
의미. 주요 원인으로는
바이러스, 알코올, 여러 가지
약물들 및 자가 면역 등이
있다.

출처: 서울대학교병원 의학정보

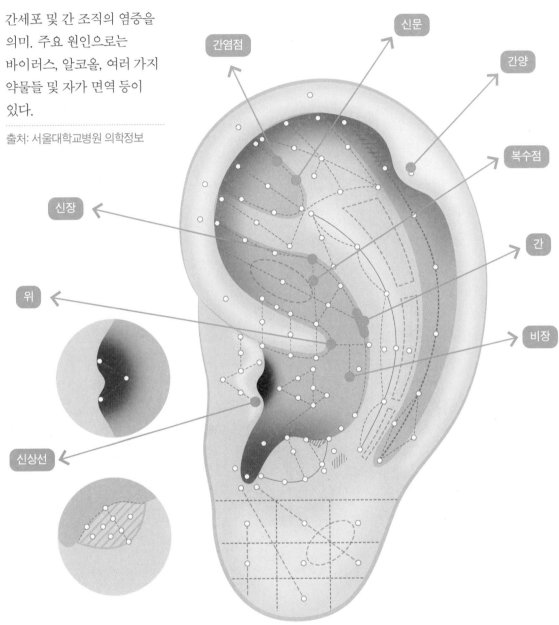

신문
간염점
간양
복수점
신장
간
위
비장
신상선

• **필수 혈자리** 간염점, 간, 신장, 위, 간양, 복수점, 비장, 신상선, 신문

6 감기

바이러스에 의해 코와
목 부분을 포함한 상부
호흡기계의 감염 증상으로,
사람에게 나타나는 가장 흔한
급성 질환 중 하나.

출처: 서울대학교병원 의학정보

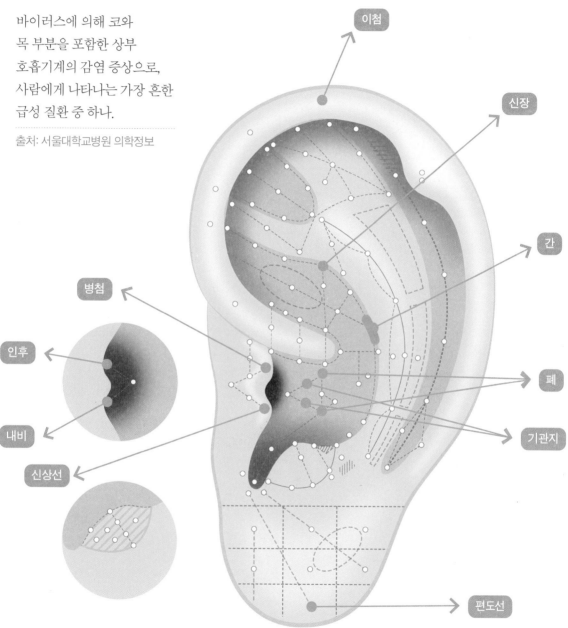

이첨
신장
간
폐
기관지
편도선
병첨
인후
내비
신상선

• **필수 혈자리** 이첨, 병첨, 신상선, 편도선, 인후, 내비, 기관지, 폐, 간, 신장

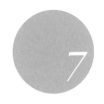

7 갑상샘 질환

목의 한가운데에서 앞으로
튀어나온 물렁뼈(갑상연골,
甲狀軟骨)의 아래쪽 기도의
주위를 감싸고 있는
내분비샘(갑상샘)의 질환.

출처: 두산백과 두피디아[2]

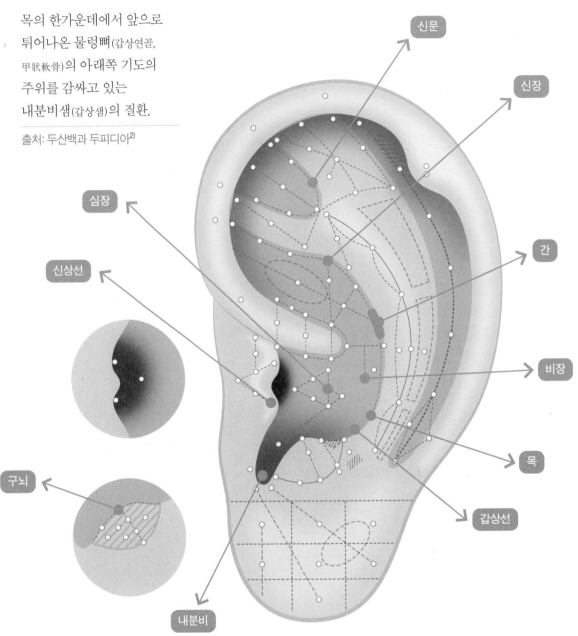

신문

신장

심장

신상선

간

비장

구뇌

목

갑상선

내분비

• **필수 혈자리** 신상선, 갑상선, 간, 심장, 비장, 신장, 목, 신문, 구뇌, 내분비

8 갱년기 장애

여성생식기능상실의 한
증후인 월경폐지(폐경)를
중심으로 한 전후의 기간,
즉 성숙기와 노년기와의
이행기인 갱년기(대체로
45~55세)에 생기는
자율신경계의 실조증상.

출처: 대한간호학회,
『간호학대사전』, 한국사전연구사,
1996

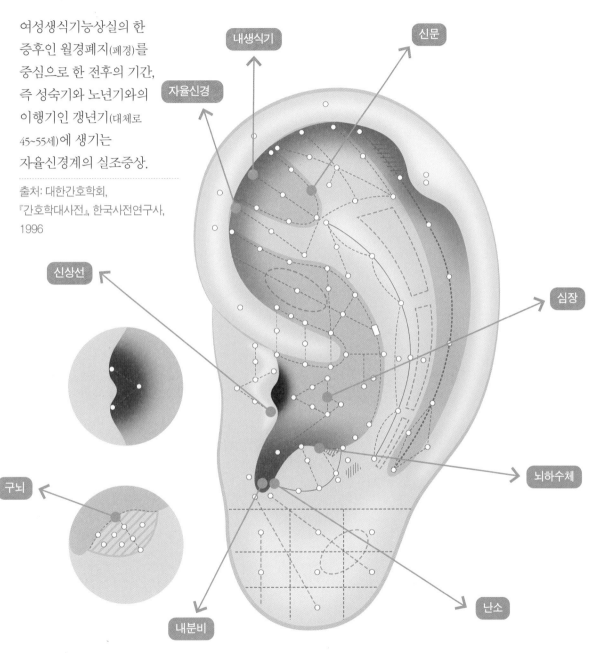

내생식기
신문
자율신경
신상선
심장
구뇌
뇌하수체
내분비
난소

• **필수 혈자리** 신상선, 신문, 내생식기, 내분비, 자율신경, 심장, 난소, 뇌하수체, 구뇌

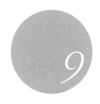

9 건망증

어떤 사건이나 사실을
기억하는 속도가 느려지거나
일시적으로 기억하지 못하는
기억 장애의 한 증상.

출처: 서울대학교병원 의학정보

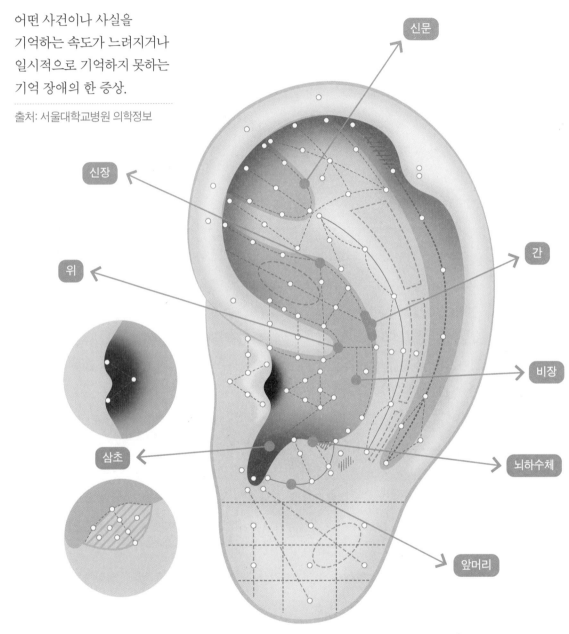

신문

신장

위

간

비장

삼초

뇌하수체

앞머리

• **필수 혈자리** 신문, 간, 신장, 비장, 삼초, 뇌하수체, 앞머리, 위

10 결막염

눈을 외부에서 감싸고 있는
조직인 결막에 생긴 염증성
질환.

출처: 서울대학교병원 의학정보

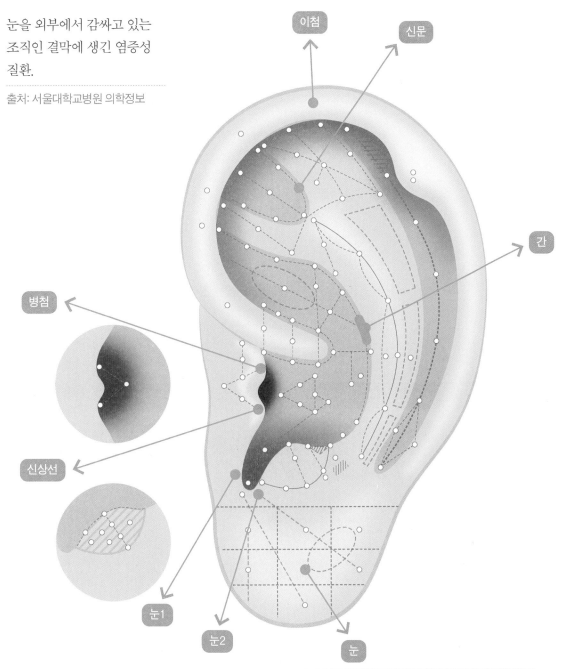

이첨

신문

간

병첨

신상선

눈1

눈2

눈

• **필수 혈자리** 눈, 눈1, 눈2, 간, 신문, 이첨, 병첨, 신상선

고열

체온조절 중추가 이상을
초래해 체온이 계속
상승하여 지속되고 있는
상태.

출처: 지제근, 『알기쉬운 의학용어
풀이집』, 고려의학, 2004

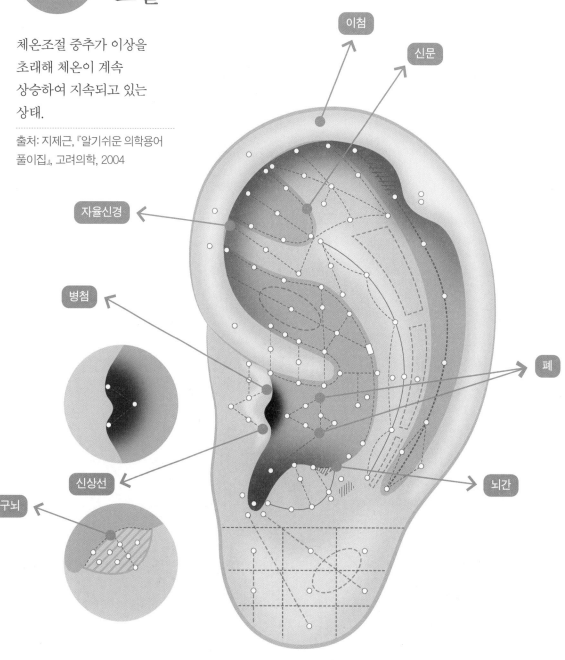

이첨
신문
자율신경
병첨
폐
신상선
구뇌
뇌간

● **필수 혈자리** 이첨, 병첨, 신상선, 폐, 자율신경, 구뇌, 뇌간, 신문

12 고지혈

혈중에 지질 성분이 증가한
상태. 혈관 벽에 쌓여
죽상경화증을 일으키거나
다른 질환을 유발할 수 있다.

출처: 서울대학교병원 의학정보

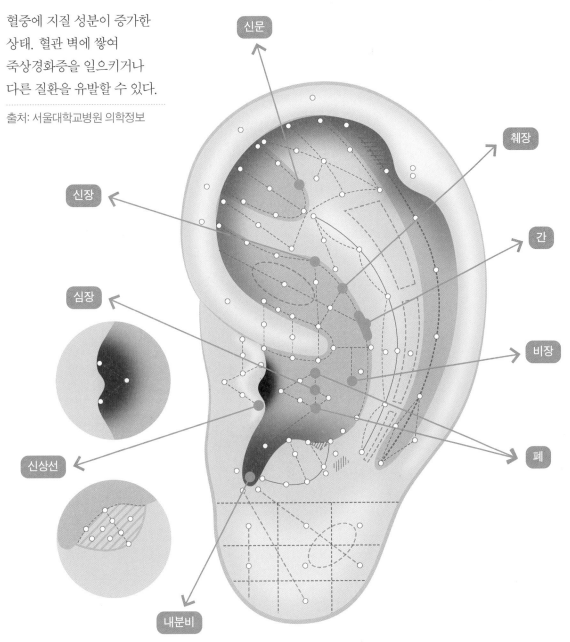

신문

췌장

신장

간

심장

비장

신상선

폐

내분비

• **필수 혈자리** 신문, 간, 신장, 비장, 췌장, 심장, 신상선, 폐, 내분비

13 고혈압

18세 이상의 성인에서
수축기 혈압이 140mmHg
이상이거나 확장기 혈압이
90mmHg 이상인 경우.

출처: 서울대학교병원 의학정보

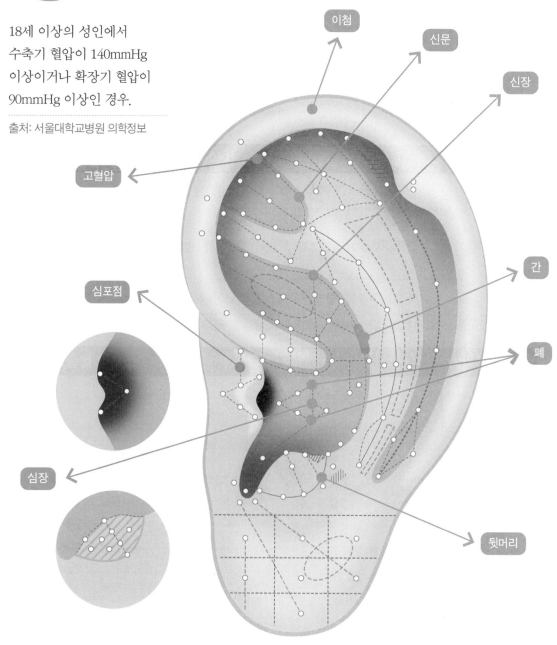

이첨
신문
신장
고혈압
심포점
간
폐
심장
뒷머리

• **필수 혈자리** 고혈압, 심포점, 폐, 심장, 뒷머리, 신문, 이첨, 간, 신장

14 공황장애

특별한 이유 없이 예상치
못하게 나타나는 극단적인
불안 증상이 주요한 특징인
질환 .

출처: 서울대학교병원 의학정보

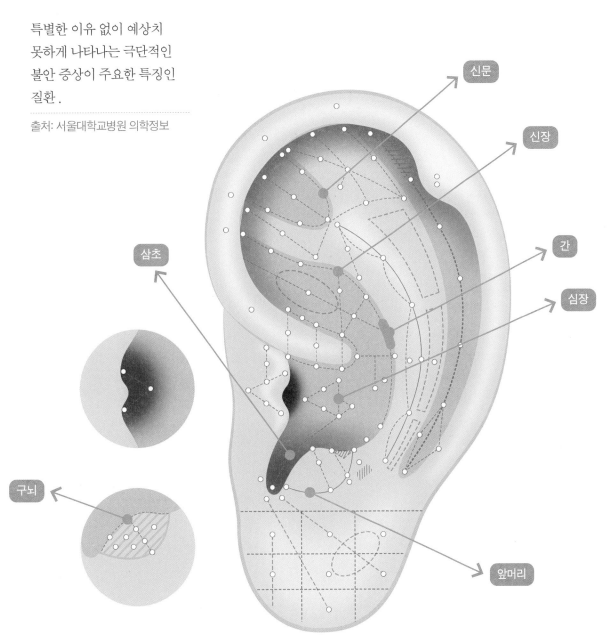

신문

신장

간

심장

삼초

구뇌

앞머리

• **필수 혈자리** 신문, 심장, 앞머리, 삼초, 구뇌, 간, 신장

15 과민 대장 증후군

다른 질환이나 해부학적
이상 없이 만성적인 복통
또는 복부 불편감, 배변
장애를 동반하는 기능성 장
질환.

출처: 서울대학교병원 의학정보

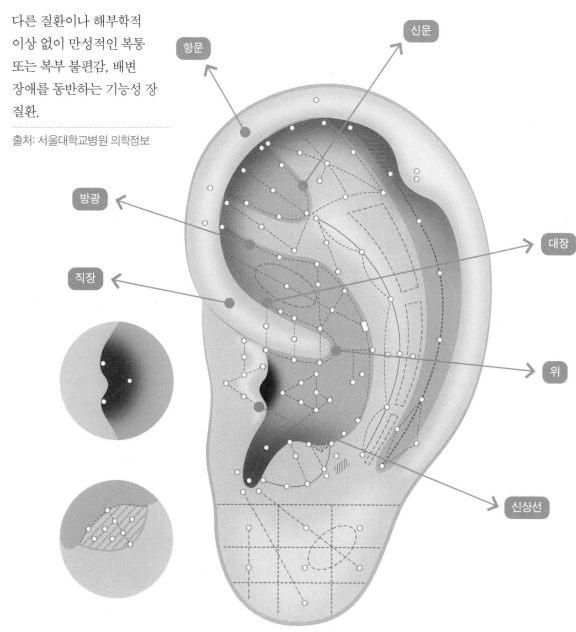

항문   신문

방광   대장

직장   위

신상선

• **필수 혈자리** 대장, 직장, 방광, 항문, 신문, 위, 신상선

16 구갈(입마름증)

수분을 섭취하려는 욕망.
소변, 땀 및 피부호흡으로
1일 1,300 ~ 2,000㎖의 수분을
잃으므로 거기에 상당한
수분을 섭취하지 않을 때
구갈을 호소.

출처: 대한간호학회,
『간호학대사전』, 한국사전연구사,
1996

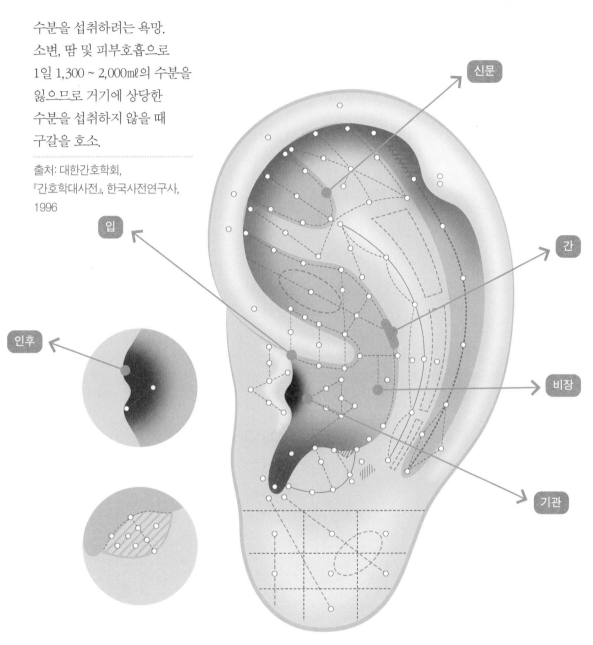

신문

간

비장

입

기관

인후

• **필수 혈자리** 신문, 간, 비장, 입, 기관, 인후

17 구내염

감염 또는 비감염성 원인에
의해 입안 점막 및 입 주변에
나타나는 염증성 질환.

출처: 서울대학교병원 의학정보

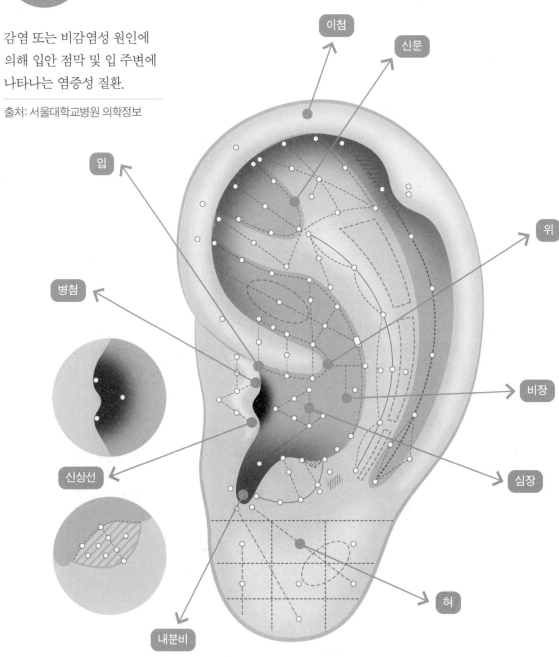

이첨
신문
입
위
병첨
비장
신상선
심장
혀
내분비

• **필수 혈자리** 입, 신문, 혀, 심장, 비장, 이첨, 병첨, 신상선, 위, 내분비

18 구토

장관과 흉벽 및 복벽 근육
수축으로 인해 상부 위장관
내용물이 강제로 입을 통해
배출되는 것.

출처: 서울대학교병원 의학정보

신문

간

식도

위

분문

뒷머리

• **필수 혈자리** 위, 분문, 식도, 간, 뒷머리, 신문

19 근육 경련

근육의 불수의적인
움직임으로, 근육이 수축한
후 이완이 되지 않는 증상.

출처: 서울대학교병원 의학정보

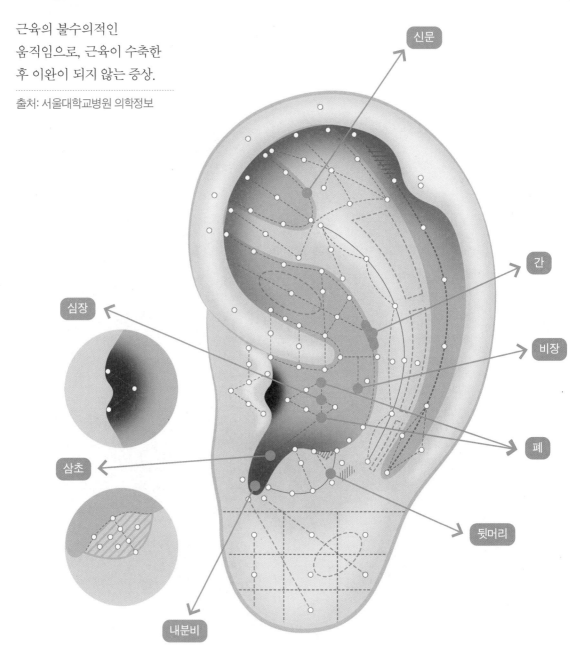

신문
간
비장
폐
심장
삼초
뒷머리
내분비

- **필수 혈자리** 삼초, 간, 비장, 폐, 심장, 뒷머리, 신문, 내분비

20 금식(식이절제)

건강이나 미용을 위해 살이
찌지 않도록 먹는 것을
제한하는 일.

참고: 두산백과 두피디아

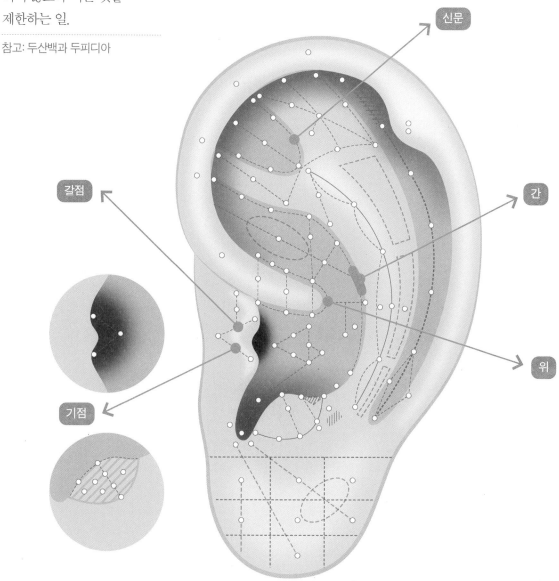

신문

갈점

간

기점

위

• **필수 혈자리** 갈점, 기점, 신문, 위, 간

21 금연

담배를 피우는 것을 중단한
상태 혹은 중단하는 행위.

출처: 서울대학교병원 의학정보

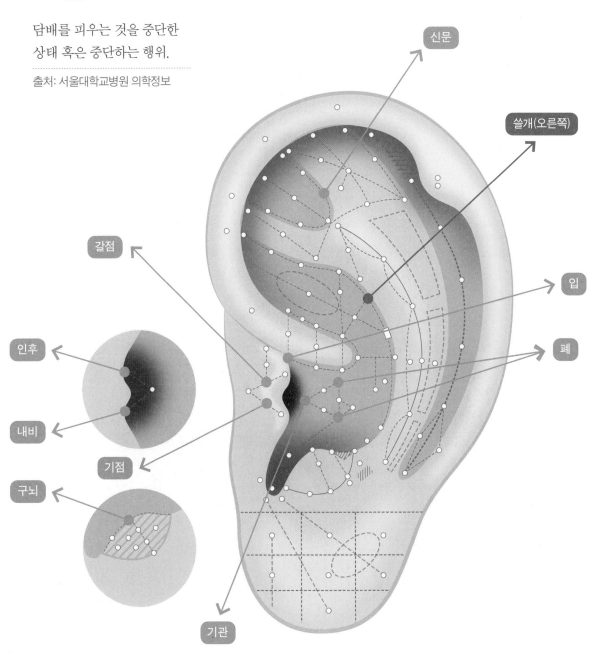

신문

쓸개(오른쪽)

입

폐

갈점

인후

내비

기점

구뇌

기관

22 금주

술을 마시는 것을 금하는
행위, 혹은 먹던 술을 끊고
먹지 않는 행위.

출처: 서울대학교병원 의학정보

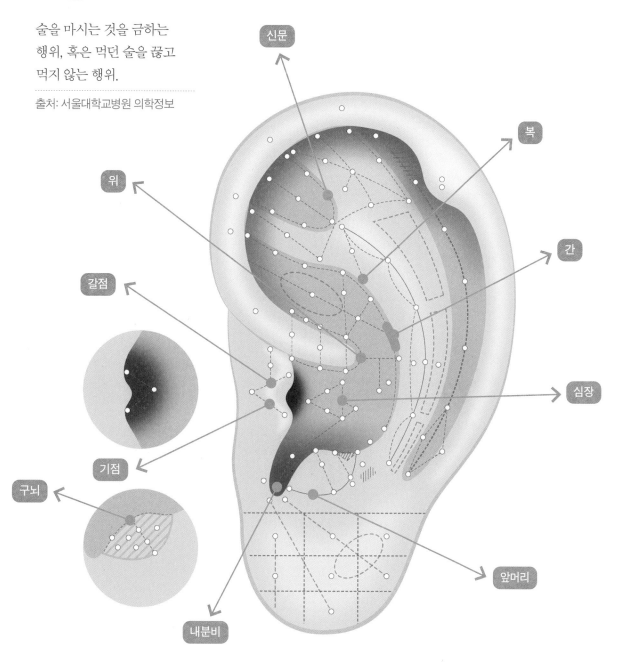

- **필수 혈자리** 갈점, 기점, 신문, 구뇌, 간, 내분비, 복, 위, 앞머리, 심장

ㄱ

신문

복

위

간

갈점

심장

기점

구뇌

앞머리

내분비

23 급성복통

복부의 급성적인 통증.
복부 장기에서 발생하는
기질적 또는 기능적 이상
및 주관적인 통증 인식
과정에서 발생할 수 있는
주로 소화기 질환에서 볼 수
있는 중요한 증세.

출처: 서울대학교병원 의학정보

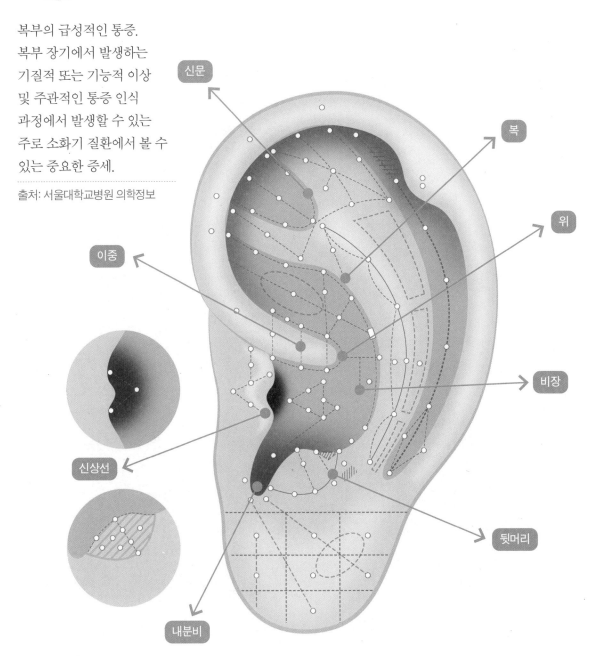

신문
복
위
이중
비장
신상선
뒷머리
내분비

- **필수 혈자리** 신문, 이중, 복, 위, 비장, 신상선, 내분비, 뒷머리

24 급체

소화불량, 복부 팽만감 등의
복합적인 소화기계 증상.

출처: 서울대학교병원 의학정보

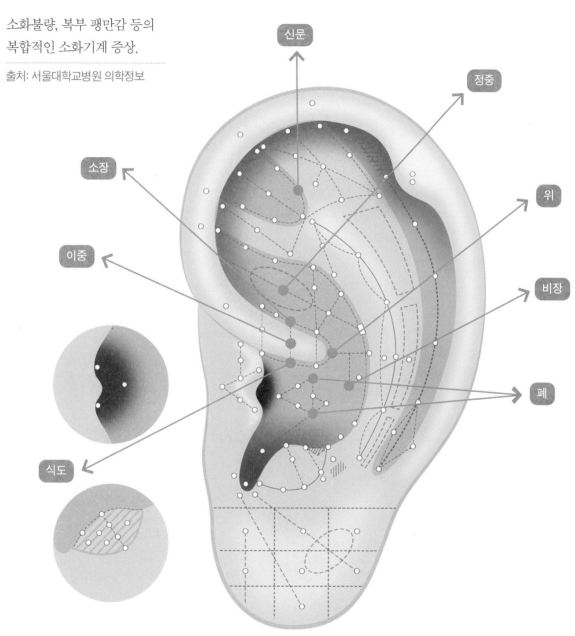

신문

정중

소장

위

이중

비장

폐

식도

• **필수 혈자리** 정중, 식도, 위, 소장, 비장, 폐, 신문, 이중

25 기관지염

기관지에 생기는 급성 및
만성의 염증성 질환.

출처: 서울대학교병원 의학정보

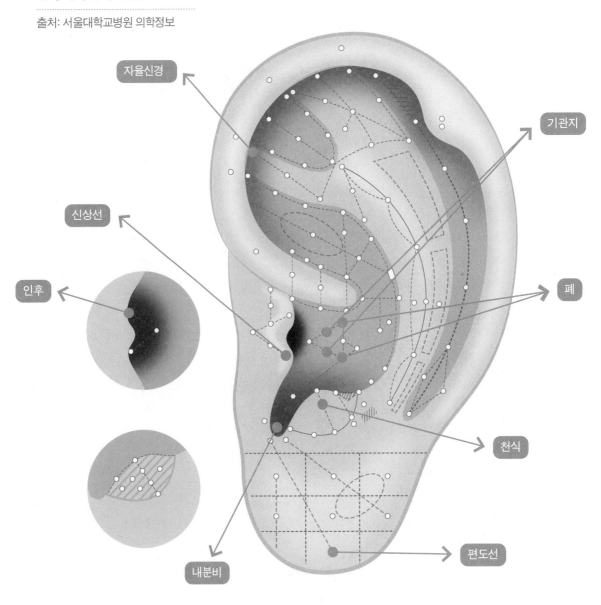

자율신경

기관지

신상선

인후

폐

천식

내분비

편도선

- **필수 혈자리** 기관지, 폐, 편도선, 인후, 신상선, 자율신경, 천식, 내분비

26 기미

불규칙한 모양, 다양한 크기의 갈색 점이 노출 부위, 특히 얼굴에 발생하는 색소성 질환.

출처: 서울대학교병원 의학정보

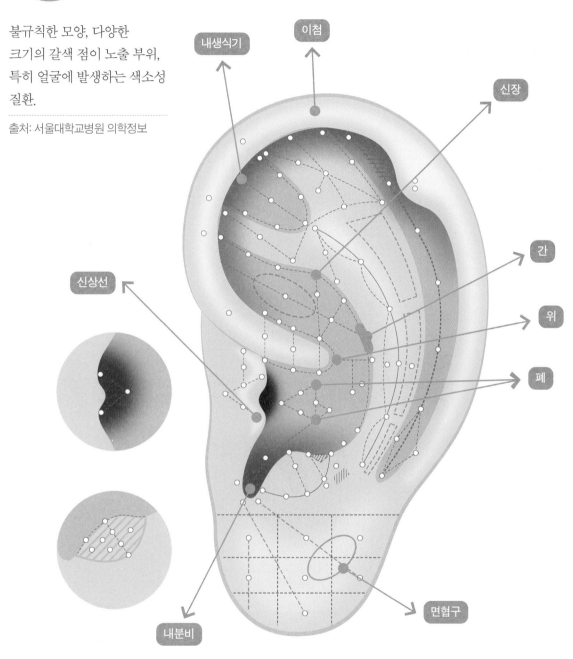

내생식기

이첨

신장

신상선

간

위

폐

내분비

면협구

• **필수 혈자리** 이첨, 면협구, 신상선, 폐, 위, 내분비, 내생식기, 간, 신장

27 기침

우리 몸의 중요한 방어 작용 중 하나로, 기도에 이물질이 들어오거나 기도의 분비물 등이 흡인되었을 때, 기도 확보를 위해 흡입된 물질을 기도 밖으로 배출하는 반사 작용.

출처: 서울대학교병원 의학정보

신문

신장

비장

폐

인후

기관지

천식

편도선

• **필수 혈자리** 폐, 비장, 신장, 기관지, 인후, 천식, 편도선, 신문

28 낙침

잘 때 머리 위치가 편안치
못하였거나 풍한사(風寒邪)가
경락에 침입했을 때의 외상.

출처: 서울대학교병원 의학정보

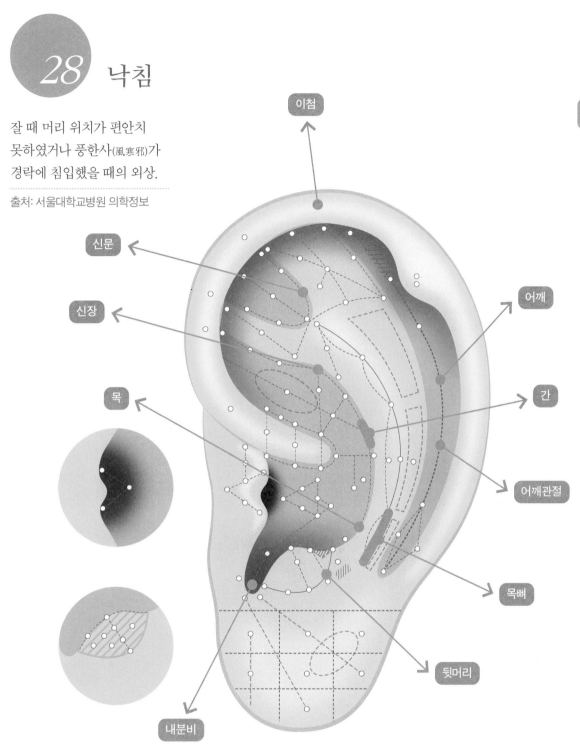

이첨
신문
신장
목
내분비
어깨
간
어깨관절
목뼈
뒷머리

• **필수 혈자리** 이첨, 신문, 신장, 간, 목, 목뼈, 뒷머리, 어깨, 어깨관절, 내분비

29 냉대하

질이나 자궁경부의 염증,
혹은 비감염성 원인에 의해
생긴 질 분비물.

출처: 서울대학교병원 의학정보

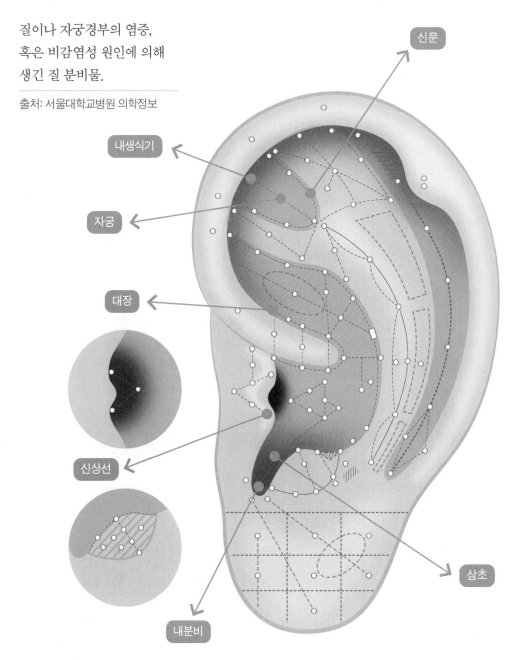

신문

내생식기

자궁

대장

신상선

내분비

삼초

• **필수 혈자리** 내생식기, 자궁, 내분비, 신상선, 대장, 신문, 삼초

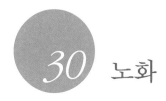

30 노화

나이가 들면서 신체의
구조와 기능이 점진적으로
저하되고 질병과 사망에 대한
감수성이 급격히 증가하면서
쇠약해지는 과정.

출처: 삼성서울병원[3)]

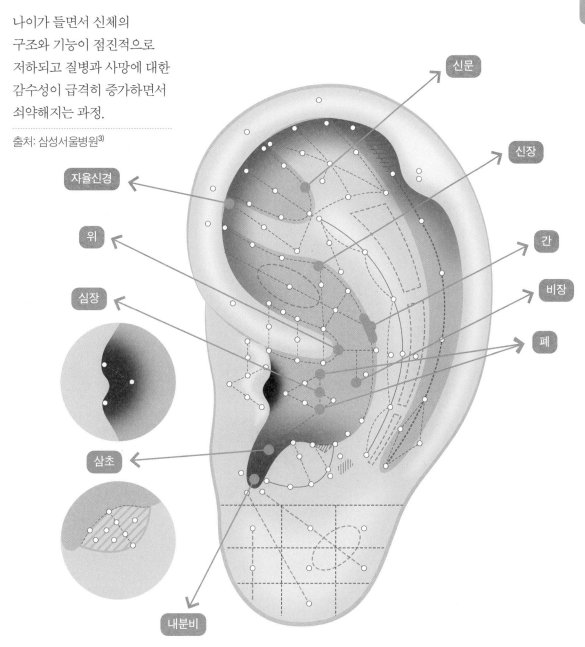

신문
신장
자율신경
위
간
비장
심장
폐
삼초
내분비

• **필수 혈자리** 간, 신장, 비장, 위, 폐, 심장, 삼초, 내분비, 자율신경, 신문

31 눈꺼풀 경련

피로, 수면부족, 과도한
카페인, 습관, 각막 또는
결막의 자극(특히 속눈썹이나
낭종이 있을 때), 안구건조증,
양쪽 눈꺼풀 경련, 반쪽 얼굴
경련, 백피증, 혈액전해질
이상 또는 빈혈(드묾) 등에
의해 발생.

참고: 서울아산병원[4]

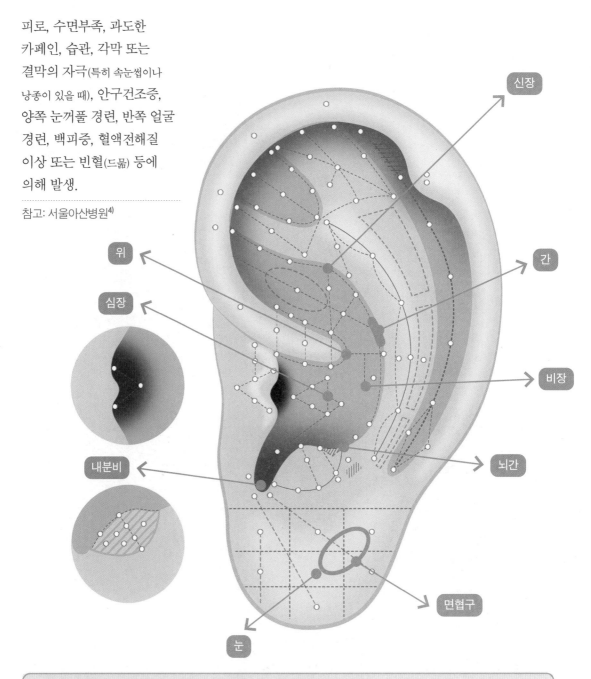

신장
간
비장
뇌간
면협구
위
심장
내분비
눈

• **필수 혈자리** 간, 눈, 면협구, 위, 비장, 심장, 신장, 뇌간, 내분비

32 눈다래끼

눈꺼풀에 있는 분비샘에 생긴
염증.

출처: 서울대학교병원 의학정보

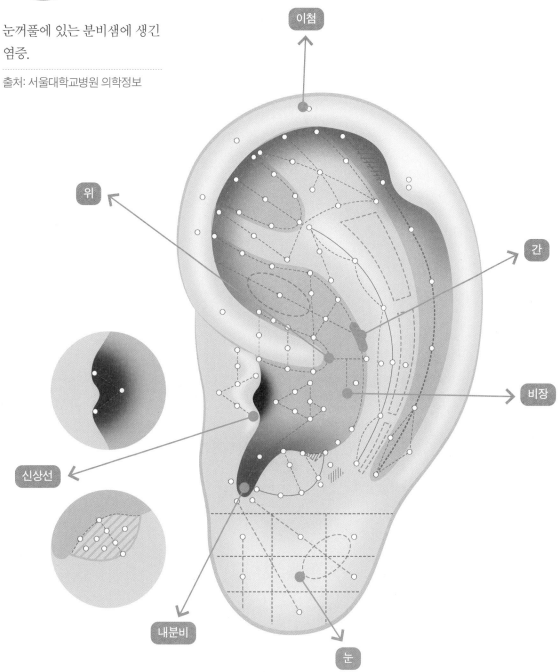

이첨

위

간

비장

신상선

내분비

눈

- **필수 혈자리** 눈, 이첨, 신상선, 간, 위, 비장, 내분비

33 눈 피로

안정피로(眼精疲勞). 눈이 약하여 피로하기 쉬운 상태를 말하며, 안통(眼痛), 두통, 시각의 불명료 등을 수반.

출처: 이우주, 『의학사전』, 아카데미서적, 1993

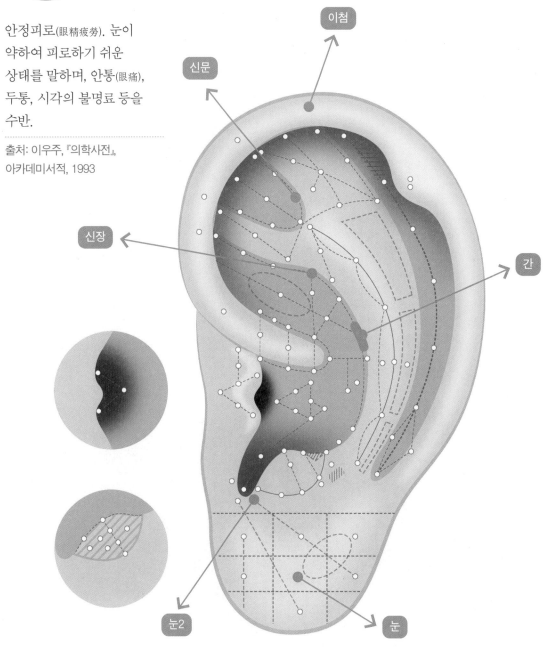

이첨

신문

신장

간

눈2

눈

• **필수 혈자리** 눈, 눈2, 간, 신장, 이첨, 신문

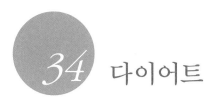

34 다이어트

살이 찌지 않도록 먹는 것을
제한하는 일.

출처: 두산백과 두피디아

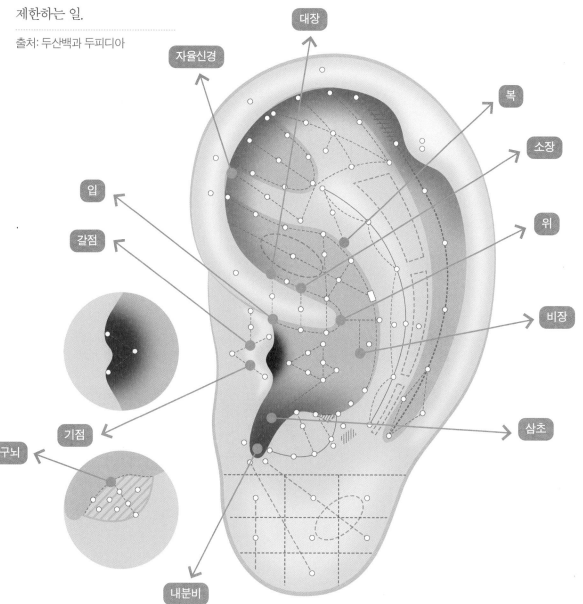

자율신경
대장
복
소장
위
비장
삼초
입
갈점
기점
구뇌
내분비

• **필수 혈자리** 입, 갈점, 기점, 비장, 위, 복, 소장, 대장, 내분비, 자율신경, 구뇌, 삼초

35 다크서클

눈 밑이 어둡게 보이는
증상들의 통칭.

출처: 서울대학교병원 의학정보

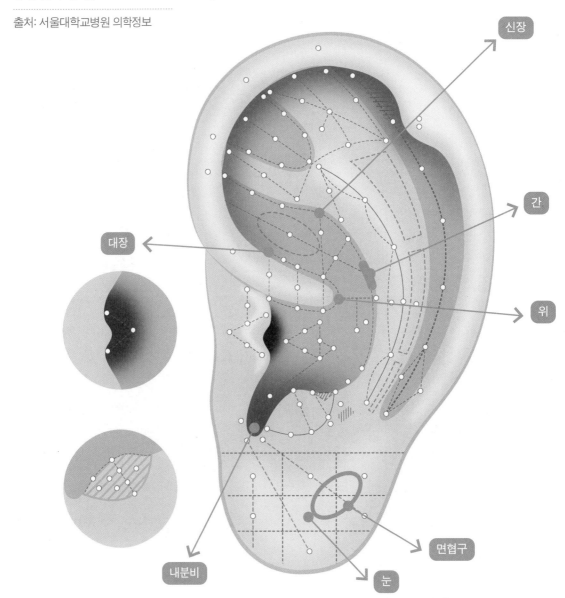

신장

간

대장

위

내분비

면협구

눈

- **필수 혈자리** 위, 간, 신장, 대장, 면협구, 눈, 내분비

36 다한증

과도한 땀 분비가 일어나는
것을 말하며 땀 분비에
따라 국소적 혹은 전신적
다한증으로 구분.

출처: 서울대학교병원 의학정보

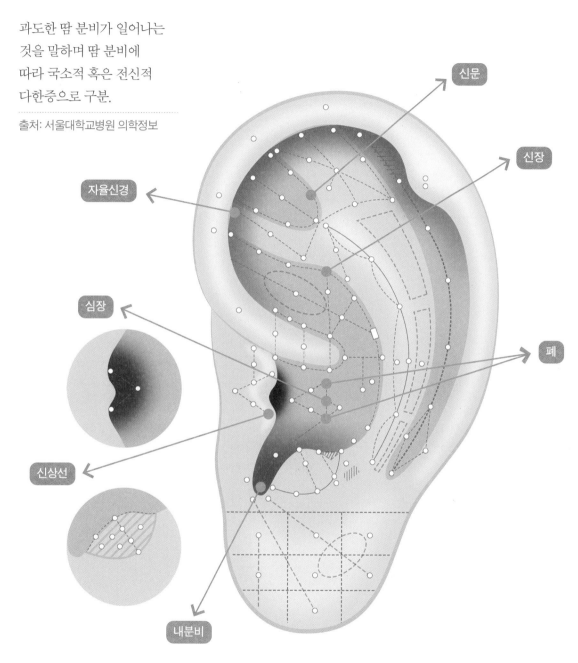

신문

신장

자율신경

심장

폐

신상선

내분비

• **필수 혈자리** 폐, 자율신경, 내분비, 신상선, 심장, 신장, 신문

37 딸꾹질

불수의적인 횡격막 수축에
의하여 숨을 쉬고자 하나
갑자기 성문이 닫혀
특징적인 소리를 내는 것.

출처: 서울대학교병원 의학정보

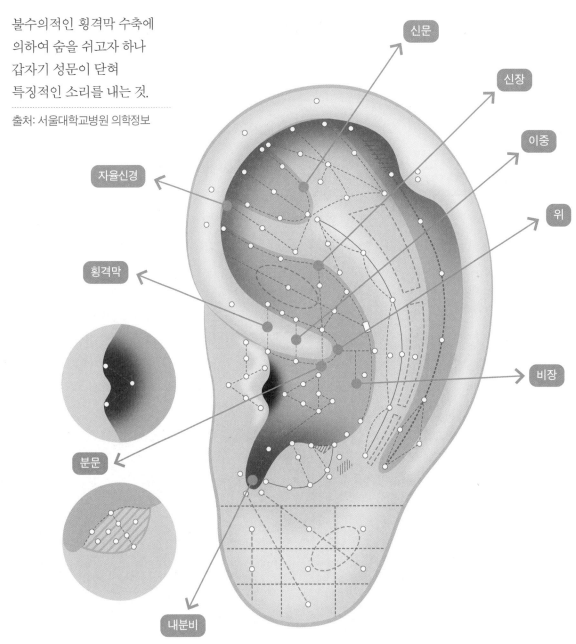

신문

신장

이중

위

자율신경

횡격막

비장

분문

내분비

• **필수 혈자리** 이중, 자율신경, 횡격막, 신문, 분문, 위, 비장, 내분비, 신장

38 담석증

담즙 내 구성성분이
담낭이나 담관 내에서 응결
및 침착되어 형성된 결정성
구조물인 담석이 담낭 경부,
담낭관 혹은 총담관으로
이동하여 염증이나 폐쇄를
일으키는 증상.

출처: 서울대학교병원 의학정보

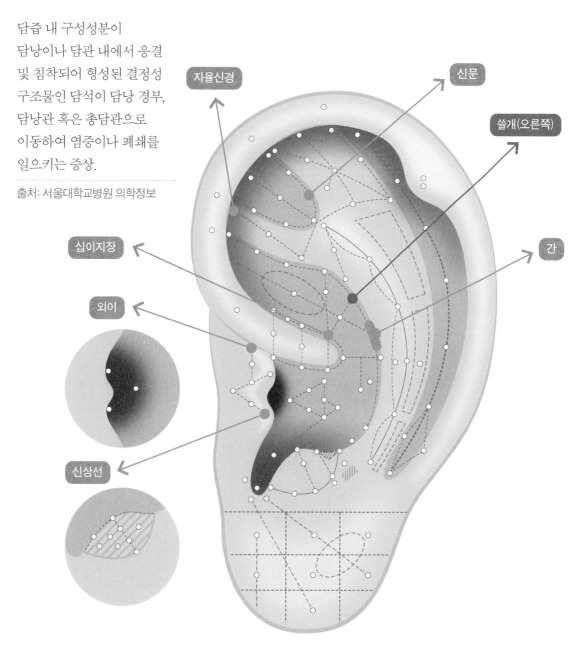

자율신경
신문
쓸개(오른쪽)
십이지장
간
외이
신상선

• **필수 혈자리** 간, 쓸개(오른쪽 귀), 신상선, 외이, 십이지장, 자율신경, 신문

39 당뇨

인슐린의 분비량이
부족하거나 정상적인
기능이 이루어지지 않는 등
대사질환의 일종으로, 혈중
포도당 농도가 높은 것이
특징인 질환.

출처: 서울대학교병원 의학정보

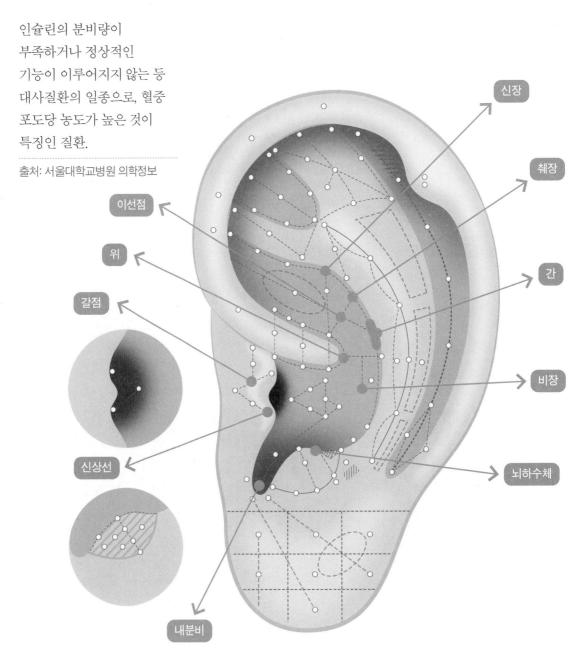

신장
췌장
간
비장
뇌하수체
이선점
위
갈점
신상선
내분비

• **필수 혈자리** 췌장, 이선점, 간, 신장, 위, 비장, 신상선, 내분비, 뇌하수체, 갈점

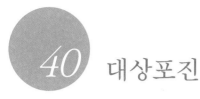

40 대상포진

사람 몸의 신경절에
잠복 상태로 있던 수두-
대상포진 바이러스가 다시
활성화되면서 발생하는 질병.

출처: 서울대학교병원 의학정보

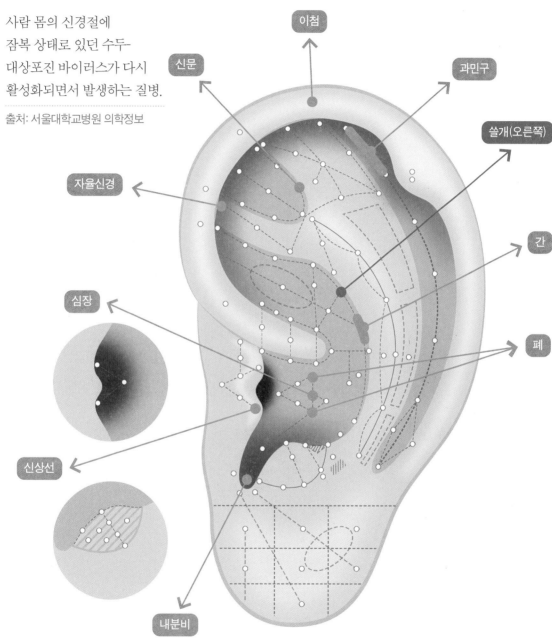

이첨

신문

과민구

쓸개(오른쪽)

자율신경

간

심장

폐

신상선

내분비

• **필수 혈자리** 이첨, 신상선, 과민구, 폐, 간, 쓸개(오른쪽 귀), 신문, 자율신경, 내분비, 심장

41 두드러기

피부 상층의 부분적인
부종으로 인해서 생긴
다양한 크기의 팽진(부종).

출처: 서울대학교병원 의학정보

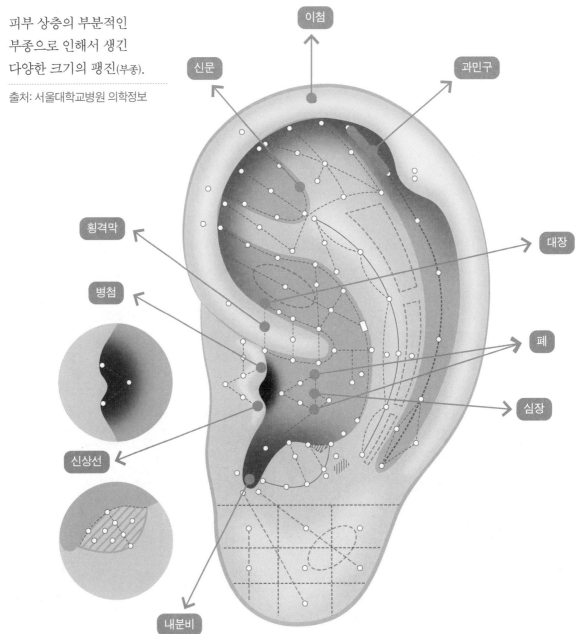

이첨

신문

과민구

횡격막

대장

병첨

폐

심장

신상선

내분비

- **필수 혈자리** 과민구, 횡격막, 심장, 이첨, 병첨, 신상선, 내분비, 신문, 대장, 폐

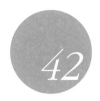

42 두통(앞머리)

머리의 앞쪽 두통(頭痛)을
뜻하는 용어.

참고: 한국전통지식포탈[5]

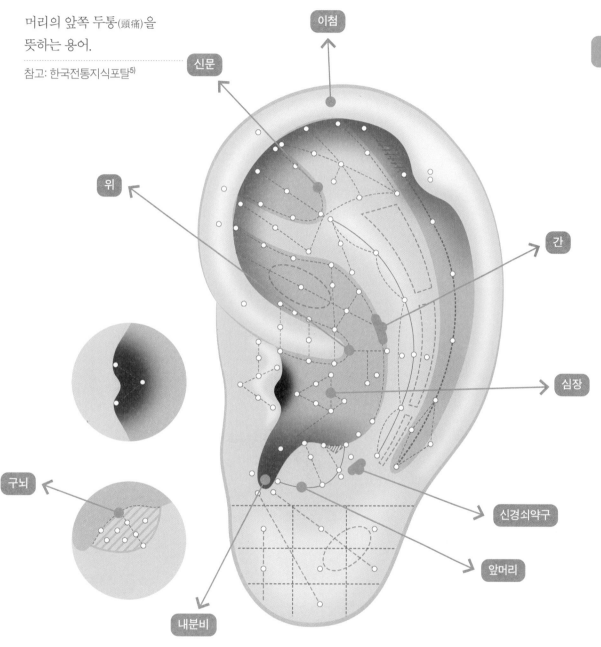

이첨

신문

위

간

심장

신경쇠약구

앞머리

구뇌

내분비

- **필수 혈자리** 앞머리, 신문, 신경쇠약구, 구뇌, 간, 내분비, 이첨, 위, 심장

43 두통(옆머리)

중등도 이상의 박동성
통증이 나타나고 구역, 구토
및 빛이나 소리 공포증을
동반하는 통증.

참고: 서울대학교병원 의학정보

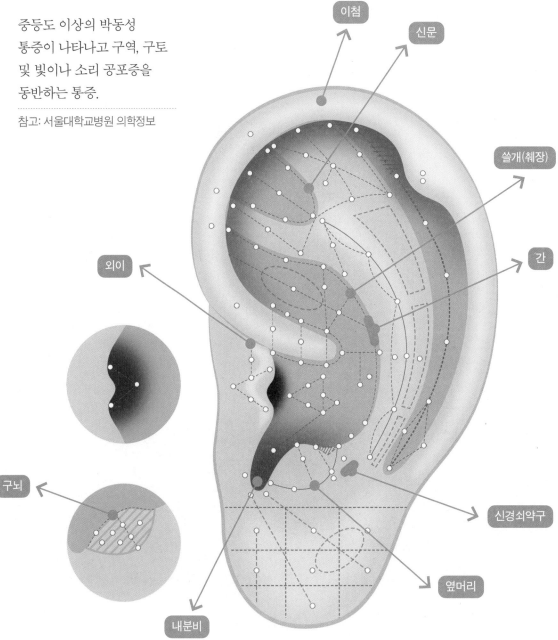

이첨

신문

쓸개(췌장)

간

외이

구뇌

신경쇠약구

옆머리

내분비

• **필수 혈자리** 옆머리, 신문, 신경쇠약구, 구뇌, 간, 내분비, 이첨, 쓸개(췌장), 외이

44 두통(뒷머리)

머리 후반부에 느끼는 통증.

참고: 대한간호학회,
『간호학대사전』, 한국사전연구사,
1996

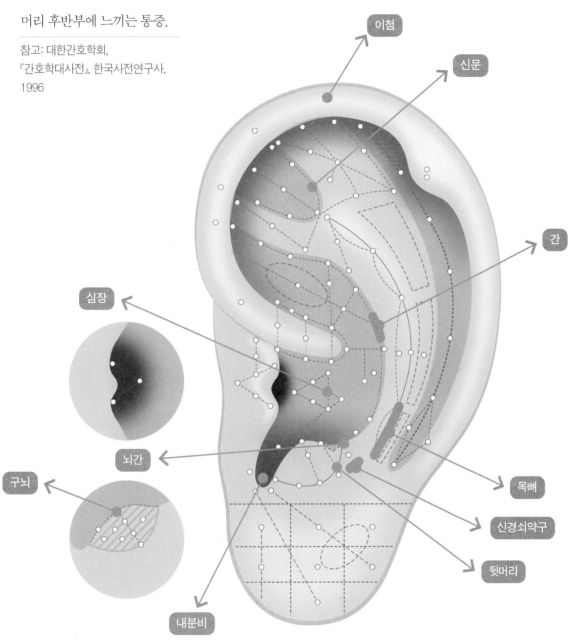

이첨

신문

간

심장

뇌간

구뇌

목뼈

신경쇠약구

뒷머리

내분비

• **필수 혈자리** 뒷머리, 신문, 신경쇠약구, 구뇌, 간, 내분비, 이첨, 뇌간, 목뼈, 심장

45 뒷목 통증

목 뒷부분과 그 주위의 통증.

....

참고: 서울대학교병원 의학정보

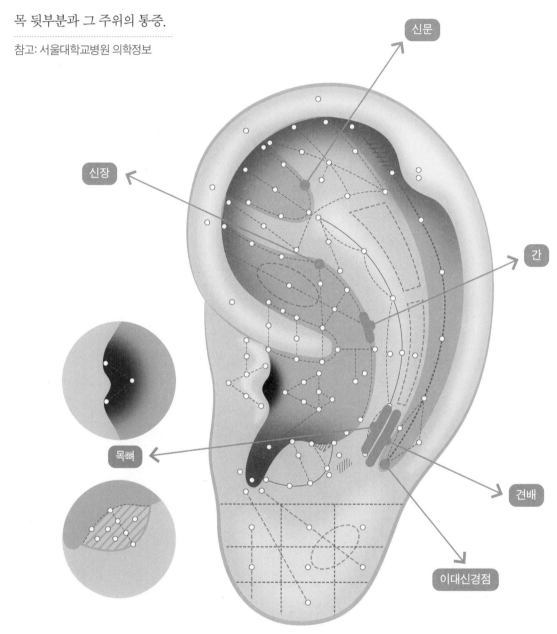

신문

신장

간

목뼈

견배

이대신경점

• **필수 혈자리** 목뼈, 견배, 이대신경점, 신문, 간, 신장

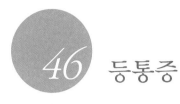

등통증

목과 허리 사이 부위에
발생하는 통증을 말하며,
인대나 근육, 디스크 등에
발생하는 병적 변화가 가장
흔한 원인.

출처: 네이버 지식백과[6]

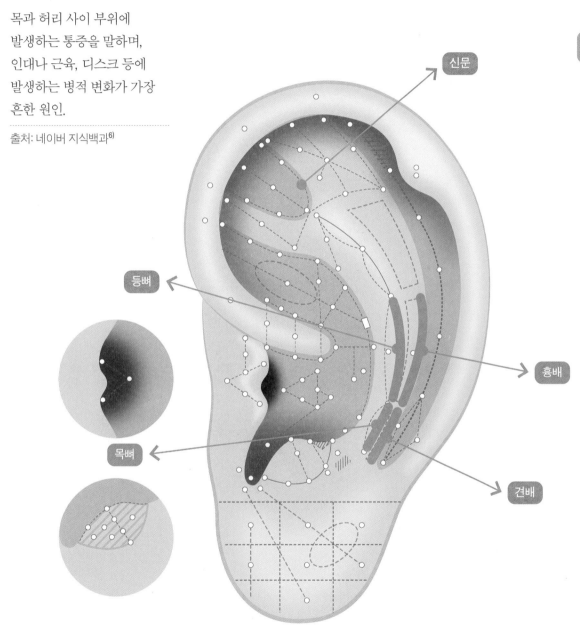

신문

등뼈

흉배

목뼈

견배

• **필수 혈자리** 등뼈, 흉배, 목뼈, 견배, 신문

47 디스크(목)

경추 뼈와 뼈 사이의
추간판(디스크, intervertebral
disc)이 탈출하거나 파열돼
경추신경이 자극 또는
압박을 받아 경항부(목),
경견부(목과 어깨),
견배부(어깨와 등), 상지(팔)에
통증 및 신경학적 증상을
나타내는 질환.

출처: 자생한방병원[7]

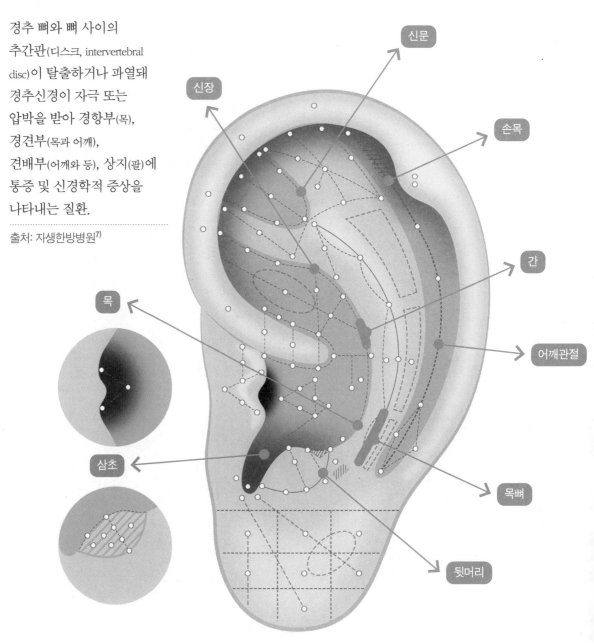

신문

신장

손목

간

어깨관절

목

목뼈

삼초

뒷머리

• **필수 혈자리** 목뼈, 목, 어깨관절, 손목, 신문, 간, 신장, 삼초, 뒷머리

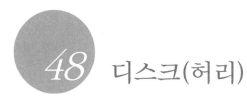

48 디스크(허리)

척추 뼈와 뼈 사이의
구조물인 디스크가 탈출된
증상.

출처: 자생한방병원

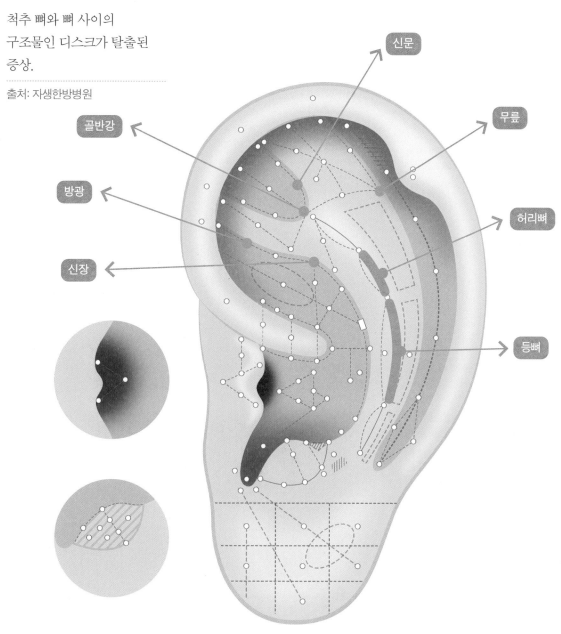

신문

무릎

골반강

허리뼈

방광

신장

등뼈

● **필수 혈자리** 허리뼈, 등뼈, 무릎, 골반강, 신문, 신장, 방광

49 류마티스 관절염

다발성 관절염을 특징으로
하는 원인 불명의 만성
염증성 질환.

출처: 서울대학교병원 의학정보

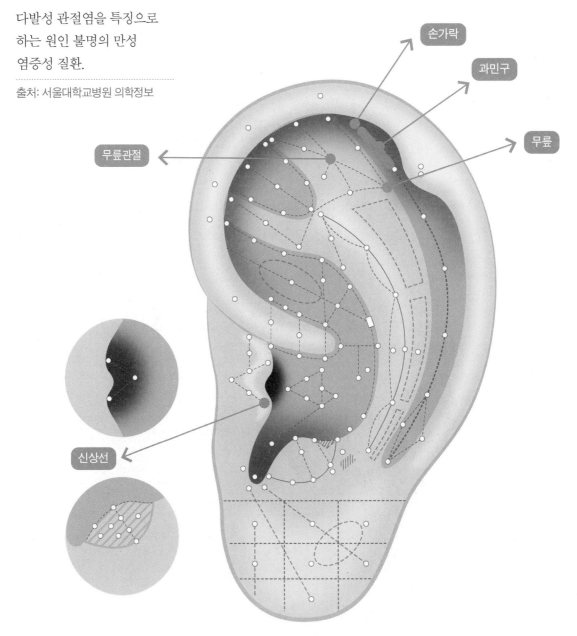

손가락
과민구
무릎
무릎관절
신상선

● **필수 혈자리** 신상선, 과민구, 손가락, 무릎, 무릎관절

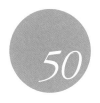

50 리프팅(갸름한 턱선)

피하의 콜라겐 분비를
유도하여 피부를 수축시켜
외관상으로 피부가 팽팽하게
당겨지도록 만드는 과정.

출처: 나무위키[8]

ㄹ

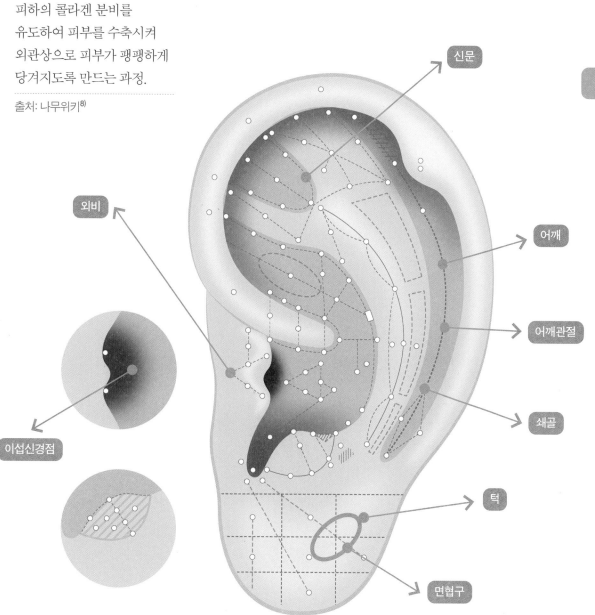

신문

외비

어깨

어깨관절

이섭신경점

쇄골

턱

면협구

- **필수 혈자리** 면협구, 이섭신경점, 외비, 턱, 쇄골, 어깨관절, 어깨, 신문

51 마비 증상(아침에 일어날 때)

신경이나 근육이 형태의
변화 없이 기능을
잃어버리는 상태로서,
감각이 없어지거나 움직일
수 없는 상태.

출처: 서울대학교병원 의학정보

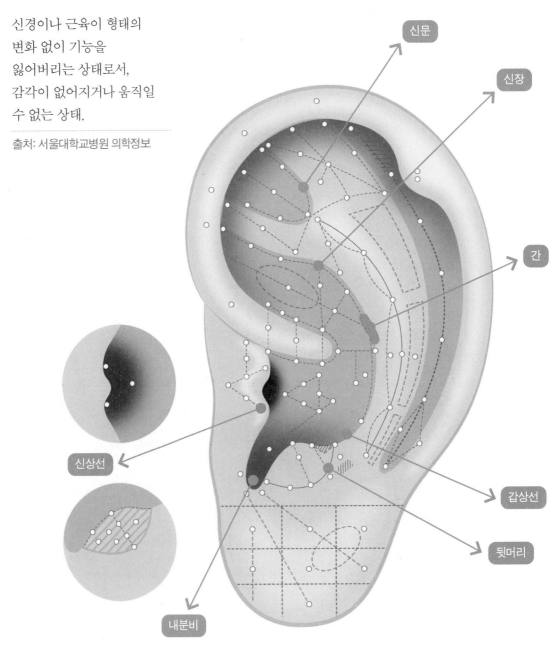

- **필수 혈자리** 신문, 신장, 간, 신상선, 갑상선, 내분비, 뒷머리

52 멀미(Motion Sickness)

몸이 교통의 흔들림을 받아
속이 메스껍고 머리가
어지러운 상태인 현기증을
비유하는 말.

출처: 위키백과[9)]

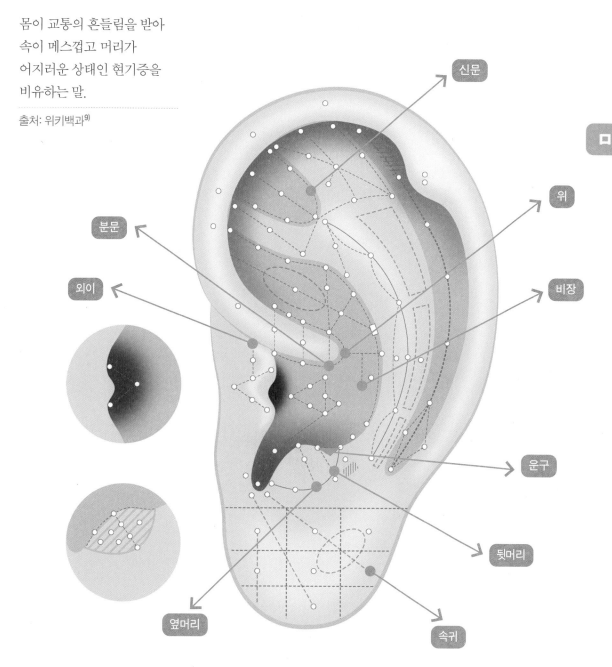

신문

위

비장

분문

외이

운구

뒷머리

옆머리

속귀

- **필수 혈자리** 속귀, 외이, 옆머리, 뒷머리, 비장, 위, 신문, 운구, 분문

53 목감기(급성인후염)

흔히 말하는 감기, 목감기,
상기도 감염에 해당하는
질병.

출처: 서울대학교병원 의학정보

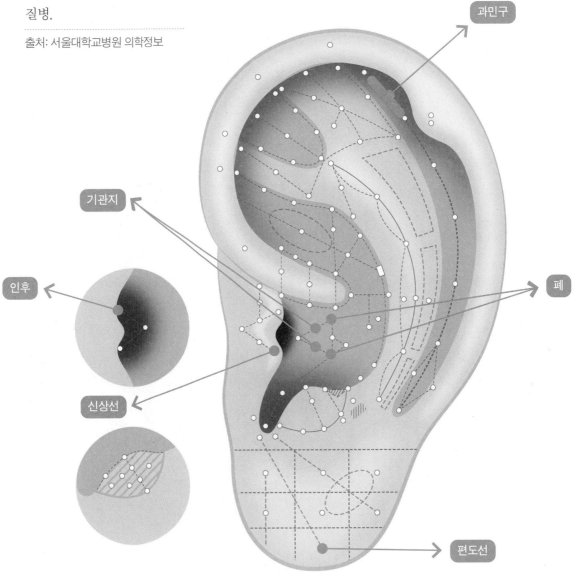

과민구

기관지

인후

폐

신상선

편도선

● **필수 혈자리** 폐, 기관지, 편도선, 인후, 신상선, 과민구

54 목주름

목은 유독 주름이 잘 지는
부위. 기본적으로 피부가
얇은 데다, 움직임이 많고
피지선도 적기 때문. 다른
부위와 달리 옷에 가려지지
않고 외부에 노출되는 시간이
긴 것도 원인 중 하나.

출처: "목주름 때문에
스트레스라면...'이렇게' 해보세요",
헬스조선, 2023년 11월 26일

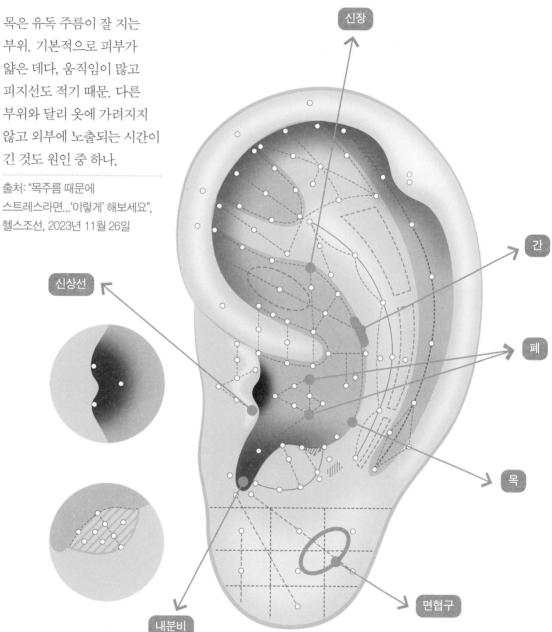

신장

간

폐

목

면협구

내분비

신상선

• **필수 혈자리** 신상선, 내분비, 폐, 목, 면협구, 간, 신장

55 목뼈 통증(경부통증)

목과 그 주위의 통증, 넓은
의미로 경추(Cervical spine)
부위 질환은 목 주위의
통증뿐만 아니라 어깨 및
상지, 경우에 따라서는
두통까지 유발.

출처: 서울대학교병원 의학정보

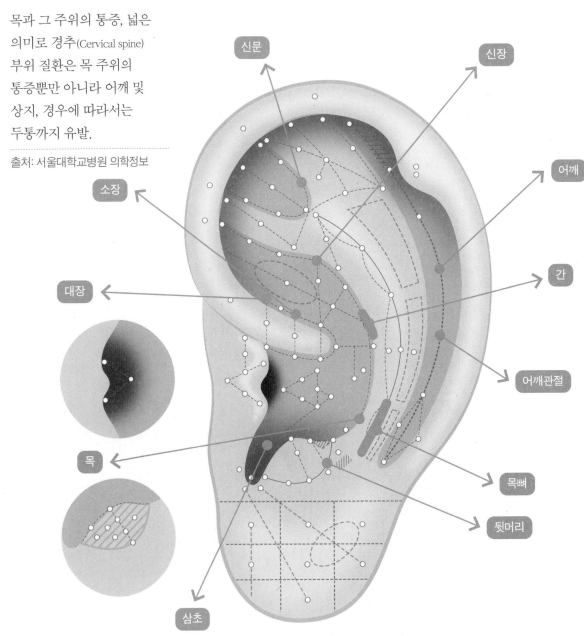

신문

신장

소장

대장

어깨

간

어깨관절

목

목뼈

뒷머리

삼초

- **필수 혈자리** 간, 신장, 목, 목뼈, 소장, 대장, 삼초, 신문, 어깨, 어깨관절, 뒷머리

56 몸살

몸에 피로가 쌓여 일으키는
감기와 흡사한 질병.

출처: 나무위키

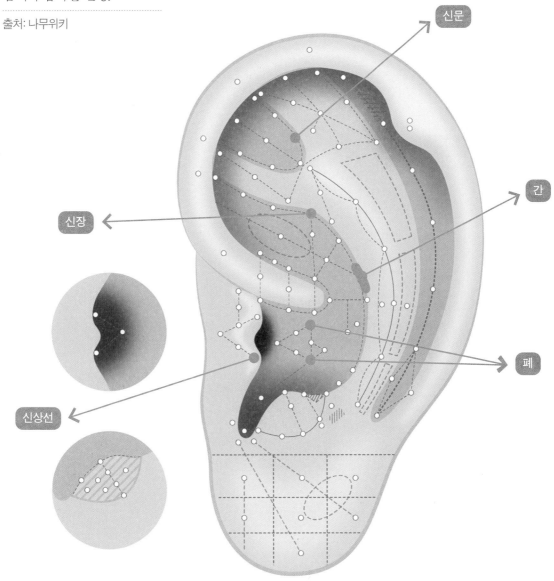

신문

간

신장

폐

신상선

• **필수 혈자리** 폐, 신상선, 간, 신장, 신문

57 무릎 통증, 관절염

골관절염(osteoarthritis, 퇴행성 관절염)의 범주 안에 속하는 개념으로, 슬관절(무릎관절)의 점진적인 관절연골 소실 및 그와 관련된 2차적인 변화와 증상을 동반하는 질환.

출처: 서울대학교병원 의학정보

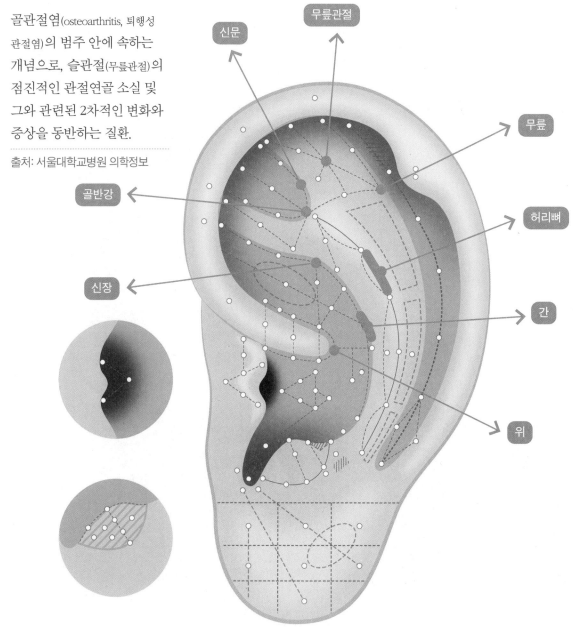

신문
무릎관절
무릎
골반강
허리뼈
신장
간
위

• **필수 혈자리** 무릎, 무릎관절, 골반강, 허리뼈, 신문, 간, 위, 신장

58 발목 염좌

발목 인대가 늘어나 관절에
부상을 입은 것을 의미.

출처: 위키백과

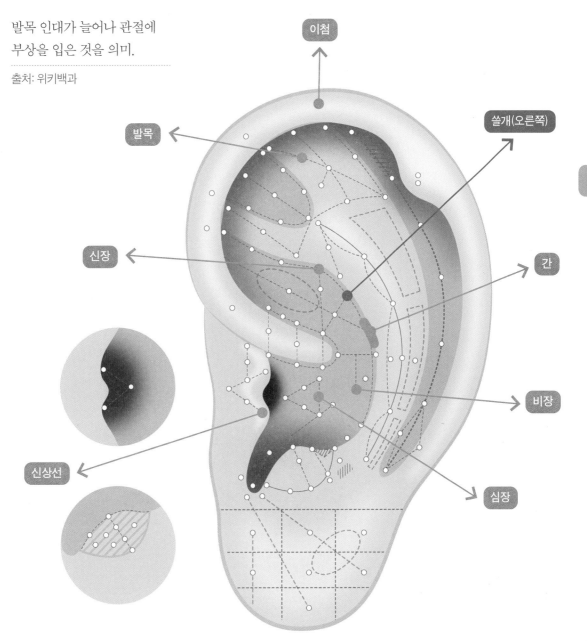

이첨

쓸개(오른쪽)

발목

신장

간

비장

신상선

심장

• **필수 혈자리** 발목, 신상선, 쓸개(오른쪽 귀), 이첨, 비장, 신장, 간, 심장

59 발 부종

혈관 밖에 체액 또는 수분이
비정상적으로 축적되어
붓게 되는 현상으로 몸을
이루고 있는 세포들
사이의 간질조직에 체액이
늘어나면서 발생.

출처: "노인부종 이렇게
관리하세요", 헬스조선, 2021년
11월 24일

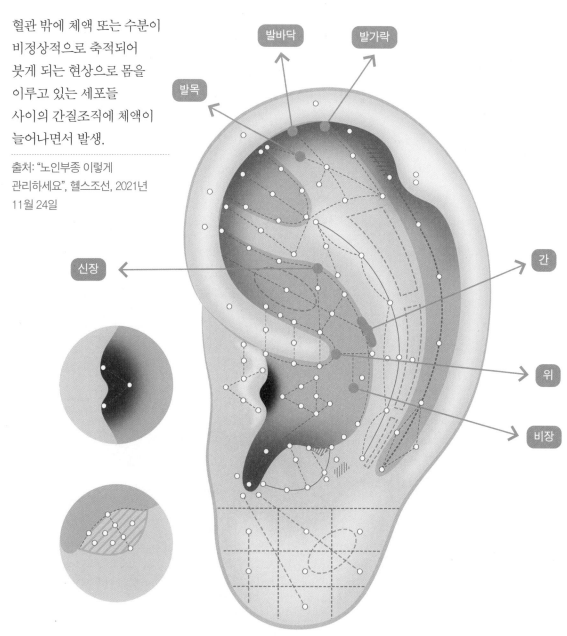

발바닥

발가락

발목

신장

간

위

비장

• **필수 혈자리** 발가락, 발바닥, 발목, 위, 신장, 비장, 간

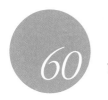

방광염

방광에 염증이 생겨 빈뇨와
배뇨 시 통증, 심한 경우
혈뇨를 보기도 하는 염증성
질환.

출처: 한양대학교병원[10]

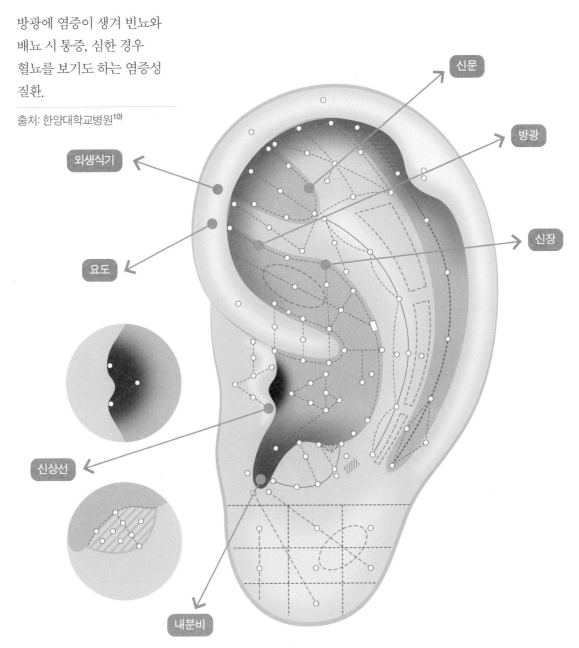

신문

방광

외생식기

신장

요도

신상선

내분비

• **필수 혈자리** 신장, 방광, 요도, 외생식기, 신상선, 내분비, 신문

61 변비

3일에 1번 이하의 빈도로
대변을 보는 것(대개 배변의
정상적인 횟수는 1일에 3번에서
3일에 1번 사이).

출처: 지제근,『알기쉬운 의학용어
풀이집』, 고려의학, 2004

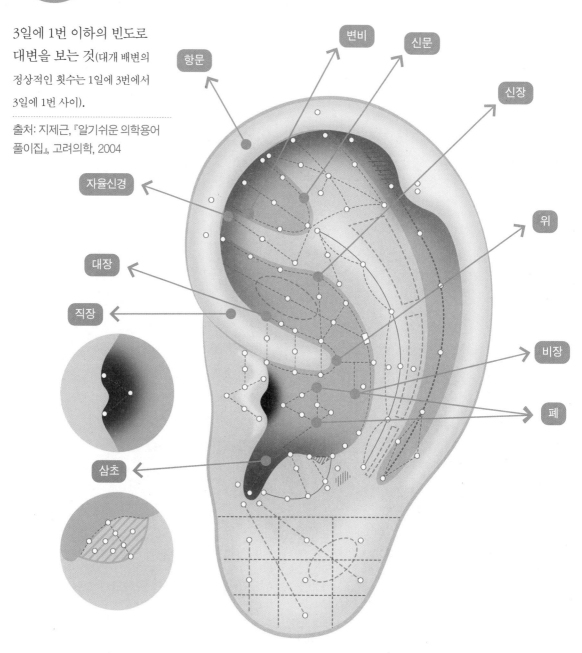

변비
신문
항문
신장
자율신경
위
대장
직장
비장
폐
삼초

• **필수 혈자리** 변비, 대장, 직장, 항문, 신장, 폐, 비장, 위, 자율신경, 삼초, 신문

62 복부 팽만감

마치 배에 풍선이 들어 있는
것처럼 배가 팽창된 느낌.

출처: 한양대학교병원

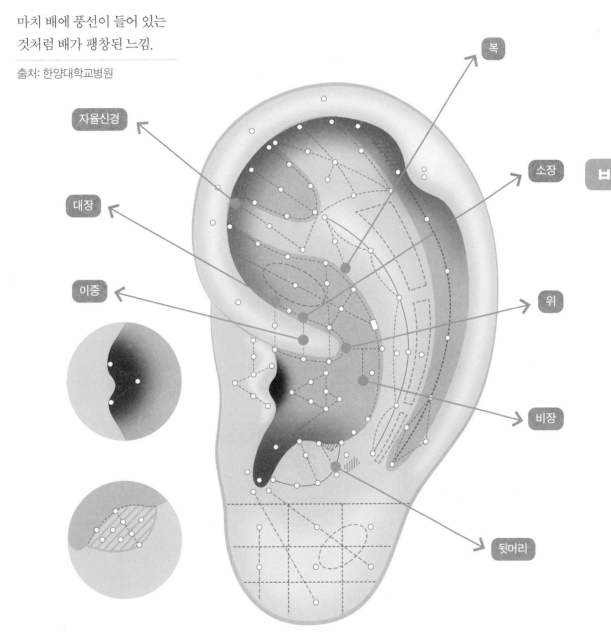

• **필수 혈자리** 자율신경, 위, 비장, 복, 이중, 소장, 대장, 뒷머리

63 부정맥

심장의 박동이 정상적인
심장 박동이 아니라
이상하게 뛰는 것, 즉
비정상적인 심장의 박동.

출처: 지제근, 『알기쉬운 의학용어
풀이집』, 고려의학, 2004

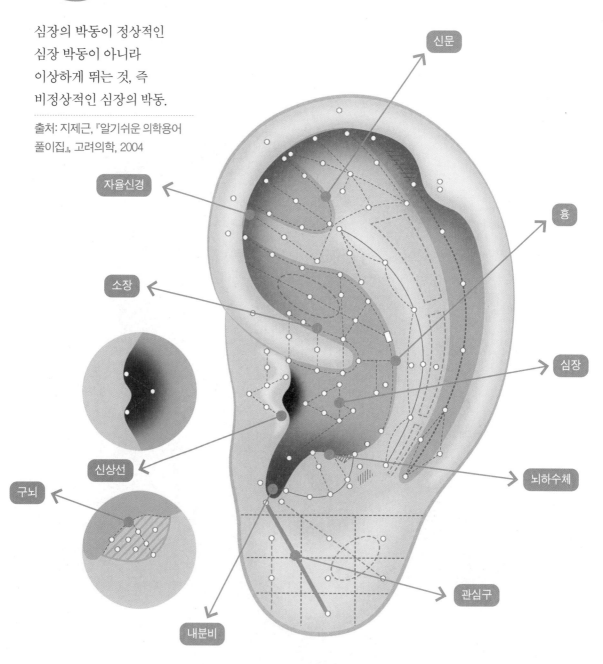

신문

자율신경

흉

소장

심장

신상선

구뇌

뇌하수체

내분비

관심구

• **필수 혈자리** 관심구, 심장, 자율신경, 소장, 구뇌, 뇌하수체, 흉, 신문, 신상선, 내분비

64 부종

조직 내에 림프액이나
조직의 삼출물 등의 액체가
저류되어서 과잉 존재하는
상태.

출처: 지제근, 『알기쉬운 의학용어
풀이집』, 고려의학, 2004

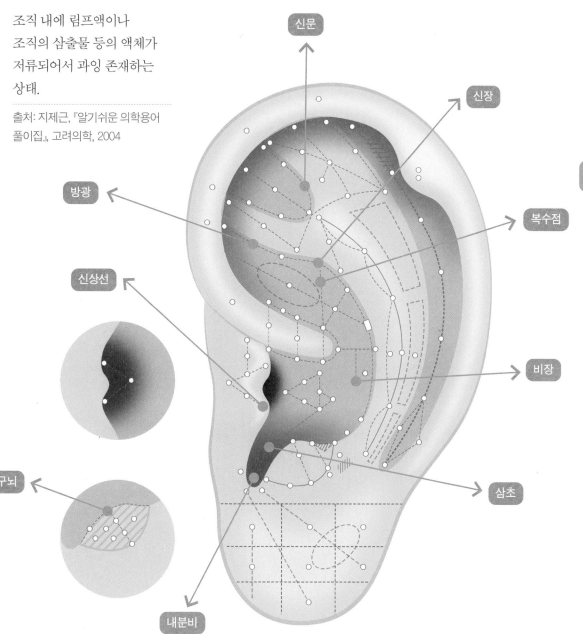

신문

신장

방광

복수점

신상선

비장

구뇌

삼초

내분비

● **필수 혈자리** 신상선, 신문, 신장, 방광, 비장, 구뇌, 복수점, 삼초, 내분비

65 불면증

자신이 느끼기에 잠이
불충분하거나 비정상적인
상태로 잠이 들기 힘들거나,
자다가 자주 깨거나,
한번 깨면 다시 잠들기
힘들거나, 수면 시간이
짧다고 느끼거나, 잠을
자도 개운하지 않다고
느끼는 등 여러 가지 형태가
복합적으로 혹은 단독으로
나타나는 것.

출처: 분당서울대학교병원[11]

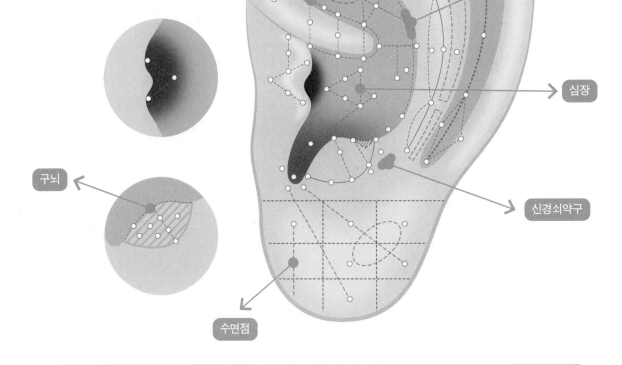

대장
신문
신장
간
심장
신경쇠약구
구뇌
수면점

• **필수 혈자리** 수면점, 신경쇠약구, 신문, 간, 신장, 심장, 구뇌, 대장

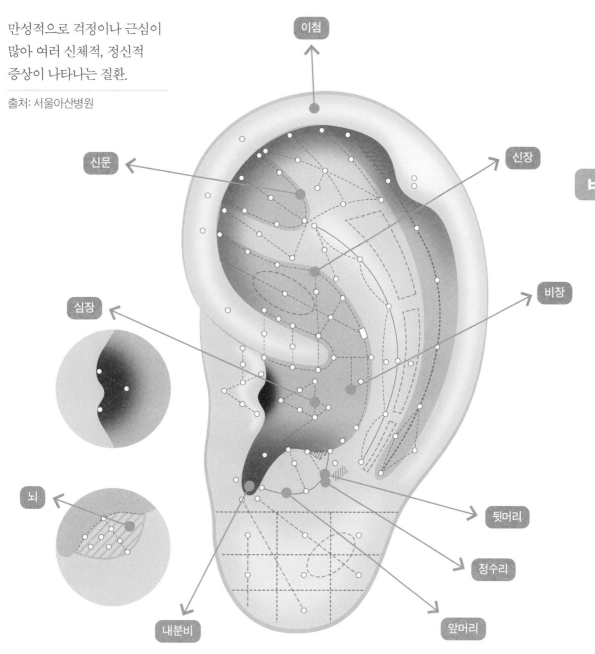

66 불안증

만성적으로 걱정이나 근심이
많아 여러 신체적, 정신적
증상이 나타나는 질환.

출처: 서울아산병원

이첨

신문

신장

심장

비장

뇌

뒷머리

정수리

내분비

앞머리

ㅂ

• **필수 혈자리** 이첨, 신문, 신장, 심장, 비장, 내분비, 앞머리, 뒷머리, 정수리, 뇌

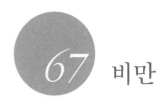

67 비만

신체에 지방이 과잉으로
축적되어 골격상 및 육체상
요구의 한계 이상으로
체중이 증가된 상태.

출처: 지제근,『알기쉬운 의학용어
풀이집』, 고려의학, 2004

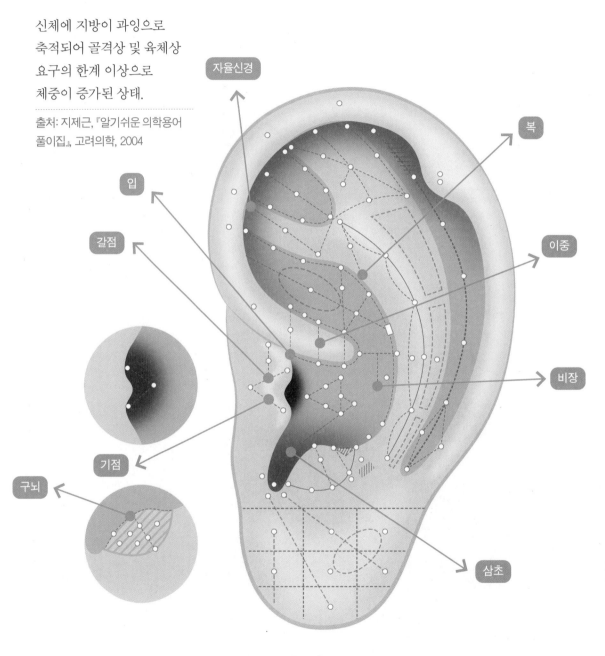

자율신경

복

입

갈점

이중

비장

기점

구뇌

삼초

• **필수 혈자리** 기점, 갈점, 구뇌, 자율신경, 복, 입, 비장, 삼초, 이중

비염

비강을 덮고 있는 점막의
염증성 질환.

출처: 서울아산병원

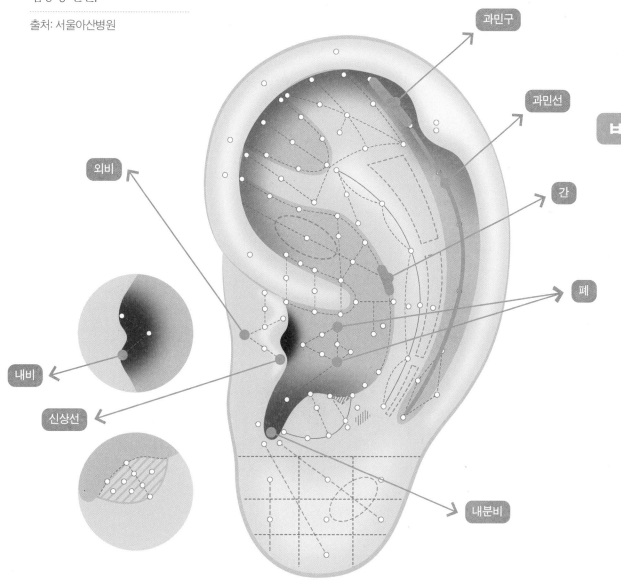

과민구

과민선

간

폐

외비

내비

신상선

내분비

ㅂ

• **필수 혈자리** 외비, 내비, 과민구, 과민선, 폐, 간, 신상선, 내분비

69 빈뇨

하루 8회 이상 소변을 보는
증상(빈뇨), 강하고 갑작스런
요의를 느끼면서 소변이
마려우며 참을 수 없는
증상(요절박), 소변이 마려우면
참지 못하고 싸는 증상(절박성
요실금), 야간 수면 시간에
배뇨를 자주 하는 것(야간뇨)
등 과민성 방광에서 흔히
나타나는 증상.

출처: 서울대학교병원 의학정보

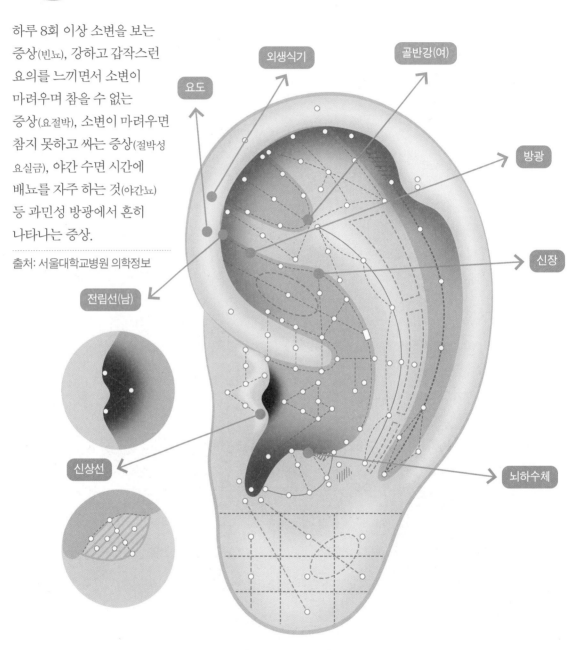

외생식기

골반강(여)

요도

방광

신장

전립선(남)

신상선

뇌하수체

• **필수 혈자리** 골반강(여), 전립선(남), 방광, 신장, 요도, 외생식기, 신상선, 뇌하수체

70 빈혈

혈액 중에서 적혈구
또는 적혈구 내에 있는
혈색소(헤모글로빈)가 건강한
사람보다 감소하여 있는
상태.

출처: 서울성모병원
평생건강증진센터[12]

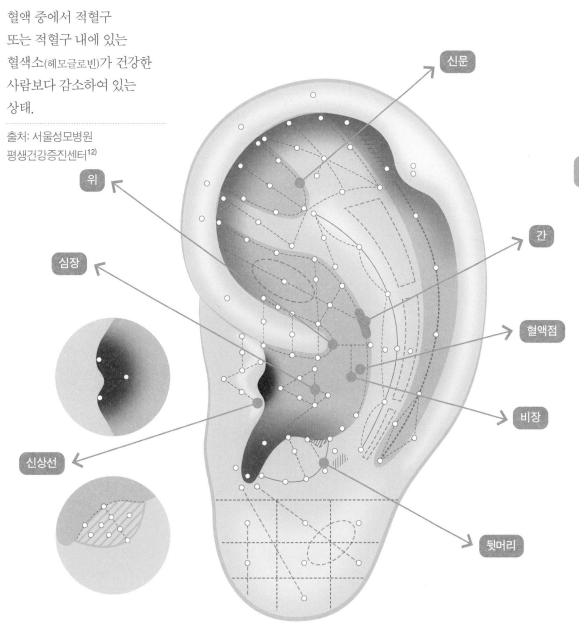

신문

위

심장

간

혈액점

비장

신상선

뒷머리

ㅂ

• **필수 혈자리** 위, 간, 심장, 비장, 혈액점, 뒷머리, 신상선, 신문

71 산후 관리

신체에 따라 더 오래 지속될
수 있지만 보통 출산 후
6~8주까지를 산욕기라고
하며, 산모의 몸이 임신 전
상태로 회복되는 시기. 임신
전 상태로 돌아가는 것은
많은 신체적, 정서적 증상을
동반하는 점진적 과정이다.

출처: 보건복지부국립재활원13)

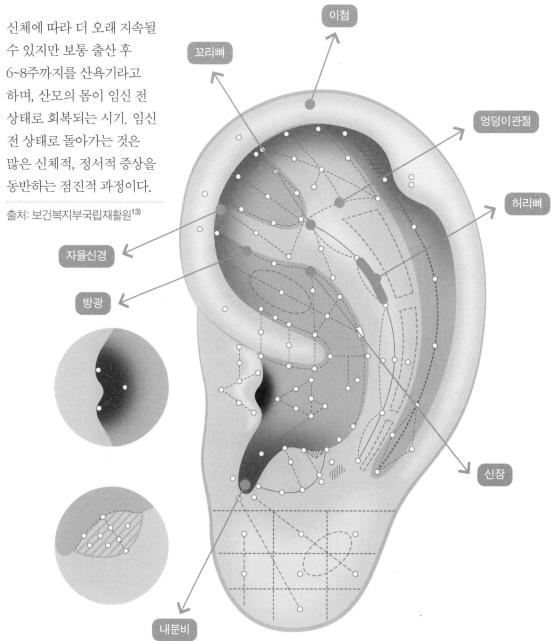

이첨

꼬리뼈

엉덩이관절

허리뼈

자율신경

방광

신장

내분비

- **필수 혈자리** 이첨, 자율신경, 엉덩이관절, 허리뼈, 꼬리뼈, 내분비, 신장, 방광

72 산후통

분만 후 간헐적으로 자궁이
수축하면서 발생하는 통증.

출처: 대한산부인과학회[14]

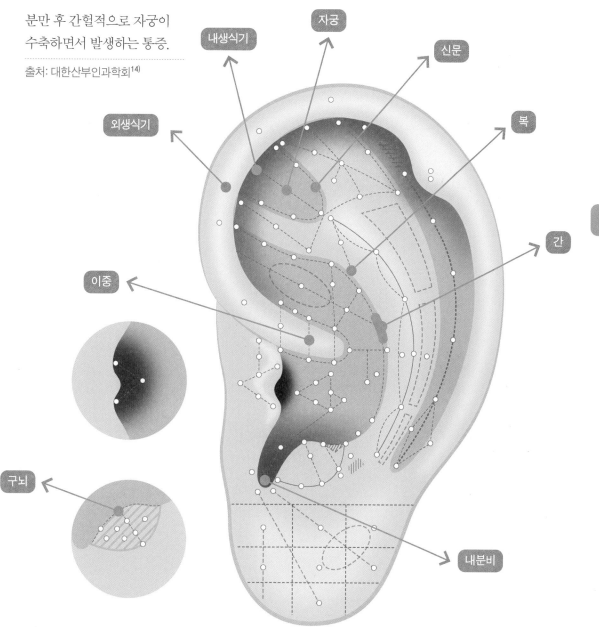

자궁
내생식기
신문
복
외생식기
간
이중
구뇌
내분비

• **필수 혈자리** 자궁, 내생식기, 외생식기, 이중, 구뇌, 내분비, 신문, 복, 간

73 산후조리

출산 후 여성을 임신 전 건강
상태로 회복시키는 것으로,
산후조리 기간은 대체로
분만 후 6주간을 의미함.

참고: 보건복지부국립재활원

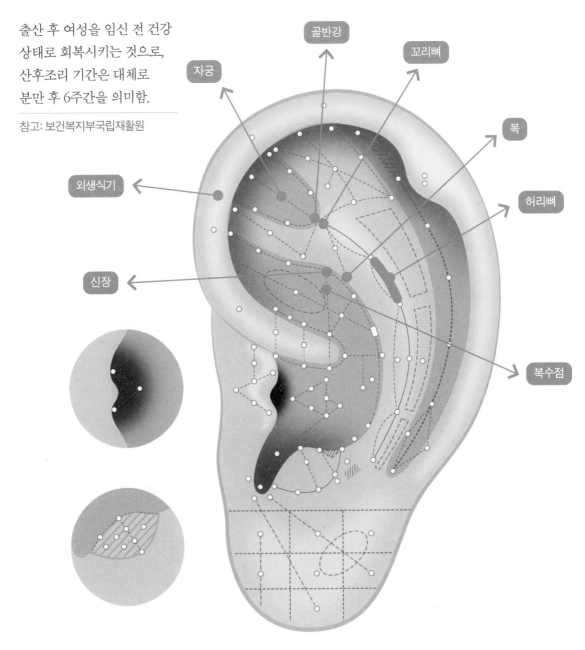

자궁
골반강
꼬리뼈
외생식기
복
허리뼈
신장
복수점

- **필수 혈자리** 자궁, 외생식기, 복, 복수점, 신장, 골반강, 꼬리뼈, 허리뼈

74 생리불순

생리불순은 엄연한 질병.
가임기 여성은 일반적으로
4주(28일)에 한 번 생리.
주기가 21일 미만이거나
35일 이상으로 불규칙하면
생리불순.

출처: "생리불순은 엄연한 질병…
원인 찾아 반드시 치료받아라",
헬스조선, 2016년 3월 14일

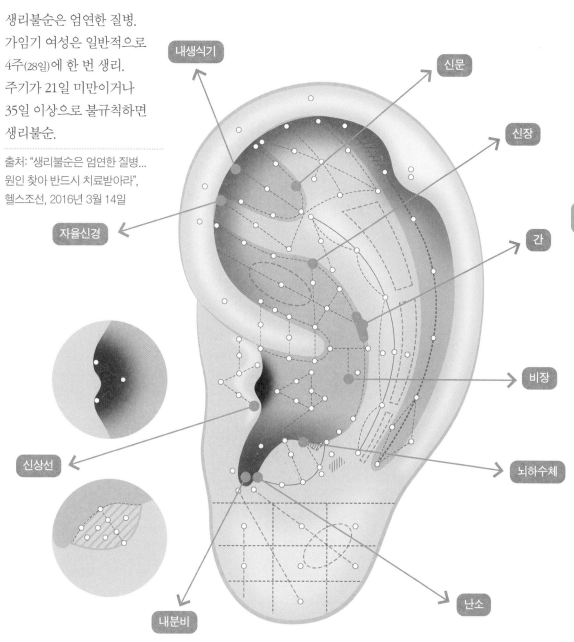

내생식기

신문

신장

간

자율신경

비장

신상선

뇌하수체

내분비

난소

人

• **필수 혈자리** 신상선, 내분비, 신문, 난소, 내생식기, 뇌하수체, 간, 자율신경, 신장, 비장

75 생리통

월경 주기와 연관되어
나타나는 주기적 골반 통증.

출처: 질병관리청
국가건강정보포털[15]

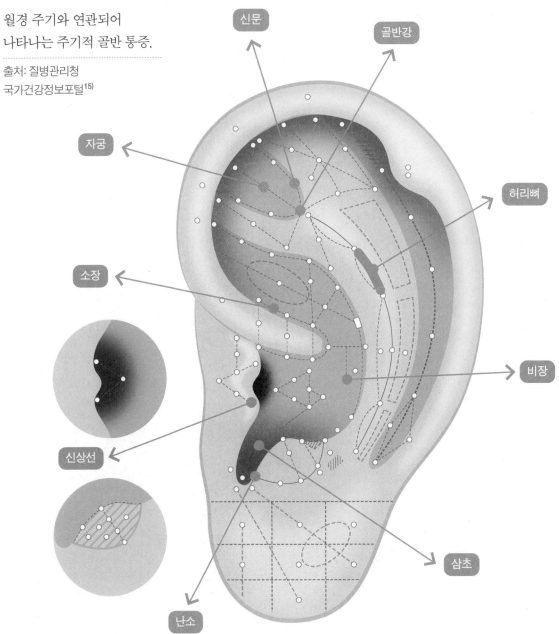

신문

골반강

자궁

허리뼈

소장

비장

신상선

난소

삼초

● **필수 혈자리** 신상선, 신문, 소장, 골반강, 자궁, 난소, 비장, 삼초, 허리뼈

76 설사

비정상적으로 묽은 변이
배출되는 것으로 평상시보다
묽은 변이 하루에 200g 이상
배출되거나 배출의 빈도가
하루 3회 이상을 초과하는
경우로 정의.

출처: 질병관리청 국가건강정보포털

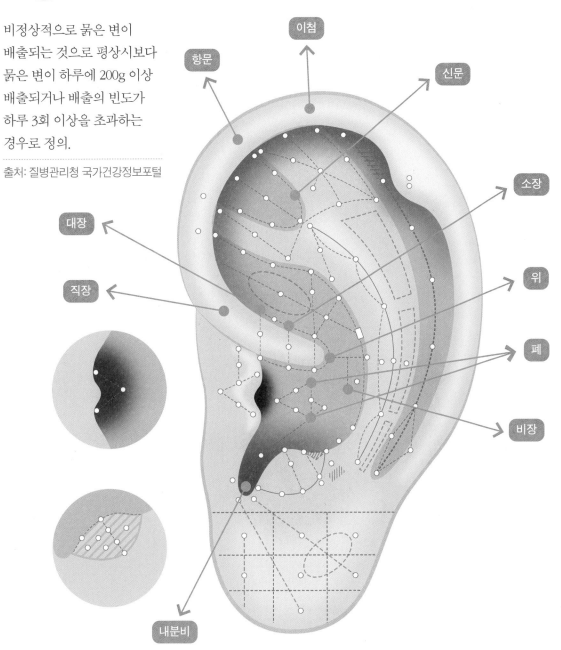

이첨

항문

신문

소장

대장

위

직장

폐

비장

내분비

人

- **필수 혈자리** 대장, 직장, 항문, 이첨, 내분비, 신문, 위, 비장, 폐, 소장

 **77** 성대 문제

지속적인 음성(목소리)
남용이나 무리한 발성에
의해 발생하는 성대의
양성점막 질환.

출처: 서울대학교병원 의학정보

신장

방광

대장

입

인후

폐

기관

목

• **필수 혈자리** 인후, 목, 폐, 기관, 입, 신장, 대장, 방광

78 소화불량

음식을 섭취한 후 소화가
안 되는 증상뿐만 아니라
식후 포만감, 식욕부진, 복부
팽만감, 조기 포만감, 트림,
상복부 불쾌감 또는 통증,
속쓰림, 오심(메스꺼움), 구토,
위산 역류, 가슴앓이 등
소화기계 증상을 모두 포함.

출처: 서울아산병원

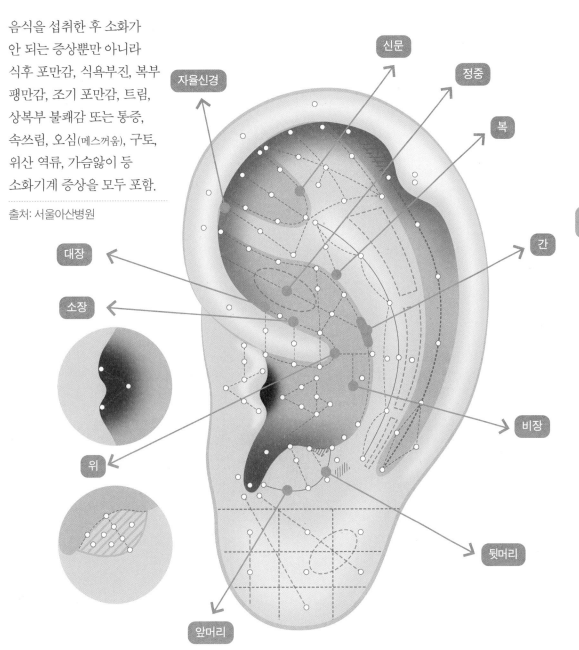

자율신경 · 신문 · 정중 · 복 · 간 · 비장 · 뒷머리 · 대장 · 소장 · 위 · 앞머리

• **필수 혈자리** 위, 비장, 소장, 간, 대장, 정중, 복, 신문, 자율신경, 앞머리, 뒷머리

79 손가락 통증

손가락 관절에 염증이 생겨
손가락 운동 제한과 통증을
유발하는 질환.

─────────────
출처: 제이에스병원[16]

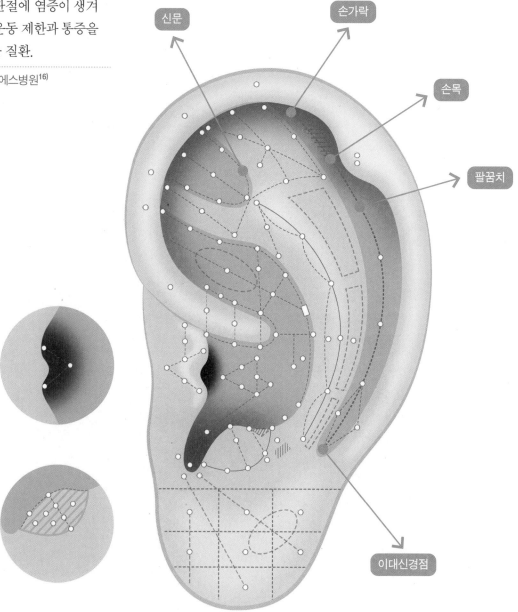

신문

손가락

손목

팔꿈치

이대신경점

• **필수 혈자리** 손가락, 손목, 팔꿈치, 신문, 이대신경점

80 손목 통증

손목터널증후군은
정중신경이 분포하는
손목부터 새끼손가락을
제외한 손가락에 통증을
유발.

출처: "손목' 아플 때 의심해야 할
질환 3가지", 헬스조선,
2022년 8월 9일

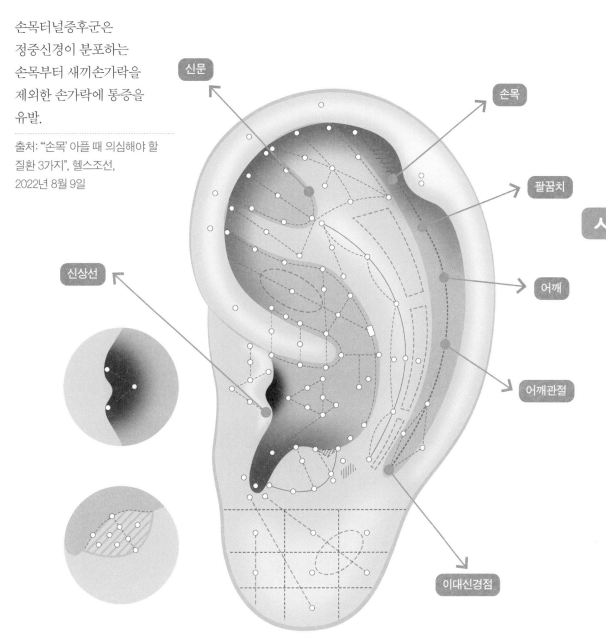

신문

손목

팔꿈치

신상선

어깨

어깨관절

이대신경점

人

• **필수 혈자리** 손목, 팔꿈치, 어깨, 어깨관절, 신상선, 신문, 이대신경점

81 수족냉증

추위를 느끼지 않을 만한
온도에서 손이나 발에
지나칠 정도로 냉기를
느끼는 병.

출처: 서울대학교병원 의학정보

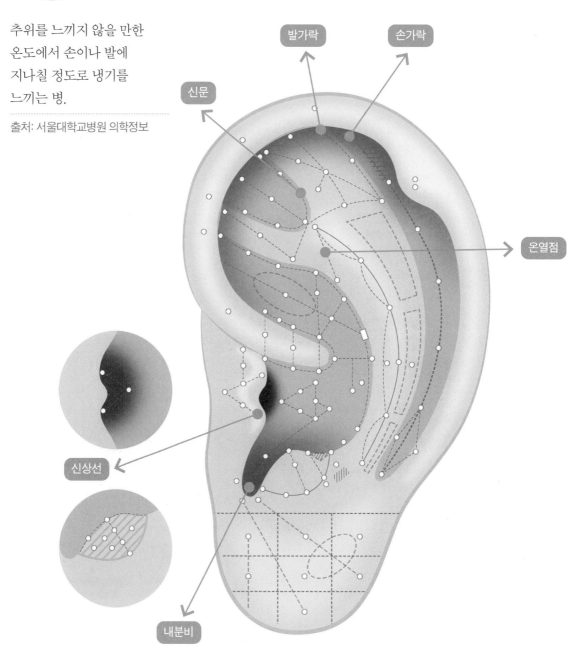

발가락

손가락

신문

온열점

신상선

내분비

● **필수 혈자리** 신상선, 내분비, 온열점, 신문, 손가락, 발가락

82 수면장애

유형에 따라 적절한 치료가 필요, 불면증의 경우 생활습관 개선과 음식조절만으로도 회복이 가능. 숙면에 도움을 주는 음식에는 바나나, 마늘, 연근, 사과, 양파, 우유, 키위, 메밀, 대추, 고사리 등이 있다.

출처: "수면장애 없애주는 식생활", 서울식품안전뉴스, 2015년 4월호

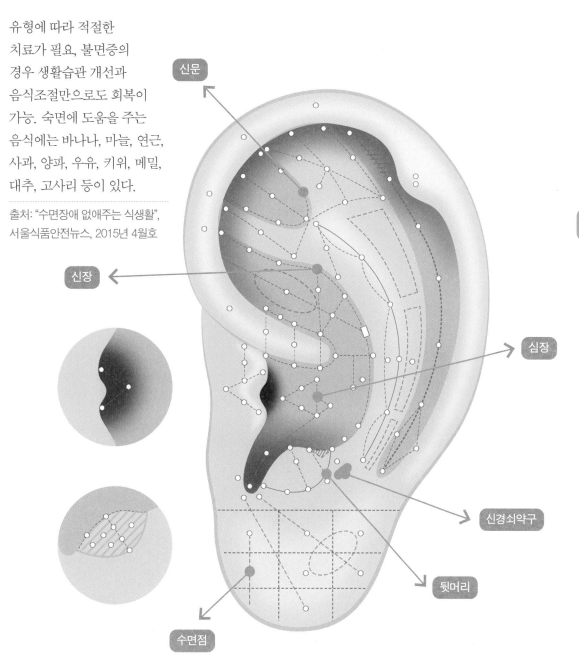

신문

신장

심장

신경쇠약구

뒷머리

수면점

人

- **필수 혈자리** 수면점, 신경쇠약구, 심장, 신문, 뒷머리, 신장

83 숙취

과도한 음주의 결과로
발생하는 일련의 증상.

───────────────

출처: National Institute on Alcohol
Abuse and Alcoholism(NIAAA)[17]

신문

간양

간염점

간

위

내분비

눈

속귀

───────────────────────────────

• **필수 혈자리** 간, 위, 신문, 눈, 속귀, 내분비, 간염점, 간양

84 스트레스

우리가 적응해야 하는 외부
자극이나 변화와 그에 따른
신체적 정신적 행동적 반응.

출처: 삼성서울병원

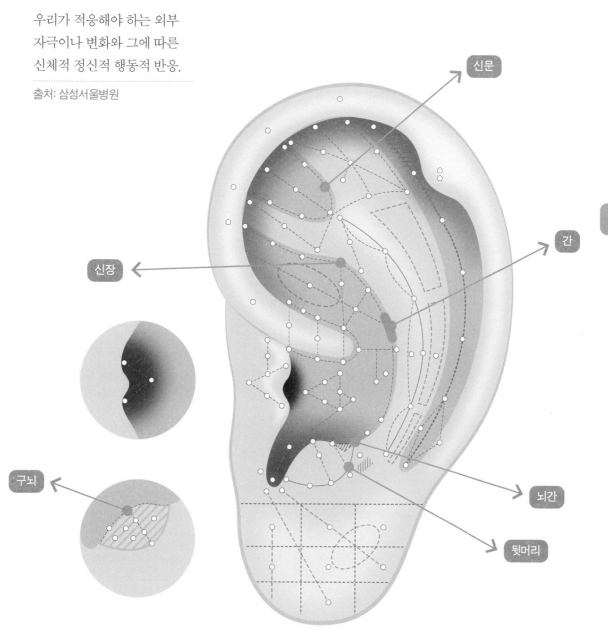

신문

간

신장

구뇌

뇌간

뒷머리

• **필수 혈자리** 신문, 간, 신장, 뇌간, 뒷머리, 구뇌

人

85 습진

임상적으로 주로 홍반,
비늘(인설), 진물, 부종을
보이고 만성화되면 피부가
두껍고 거칠어지는
과다각화증, 태선화를
보이는 피부 질환을 통칭.

출처: 질병관리청 국가건강정보포털

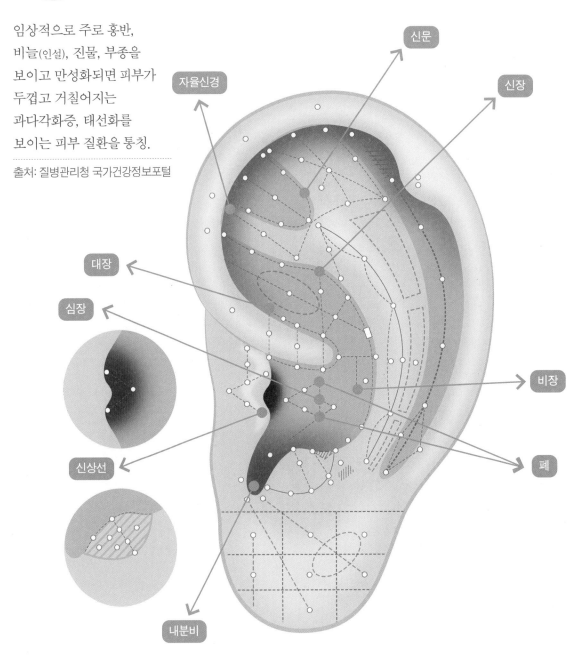

자율신경

신문

신장

대장

심장

비장

폐

신상선

내분비

• **필수 혈자리** 폐, 대장, 신상선, 내분비, 신문, 신장, 비장, 심장, 자율신경

86 식욕부진

식욕이 떨어지거나 식욕이
없는 현상으로서 정상적으로
먹던 양보다 적게 먹거나
전혀 먹지 못하는 것.

출처: 국가암정보센터[18]

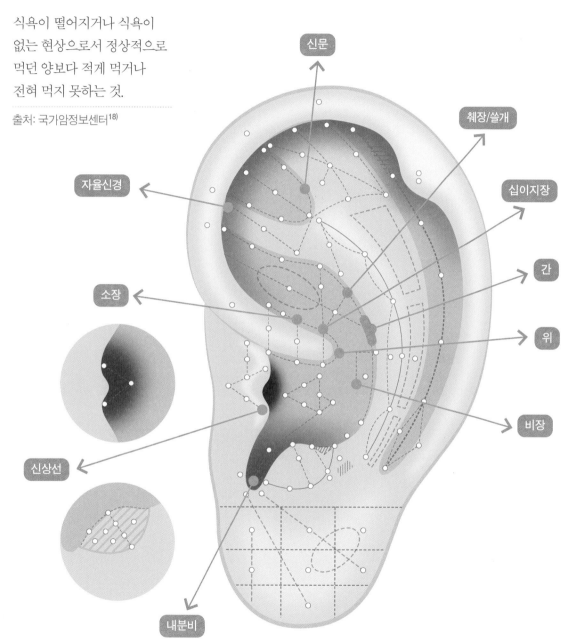

신문

췌장/쓸개

자율신경

십이지장

간

소장

위

신상선

비장

내분비

人

• **필수 혈자리** 위, 자율신경, 십이지장, 소장, 췌장/쓸개, 간, 비장, 신상선, 내분비, 신문

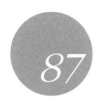

87 식은땀(도한-잠잘 때)

밤에 잠을 잘 때에만 땀이
흠뻑 나는 것.
마치 도둑이 밤에 물건을
훔칠 때 긴장하여 흘리는
땀과 같다 하여 이름 붙여짐.

출처: 약학정보원[19]

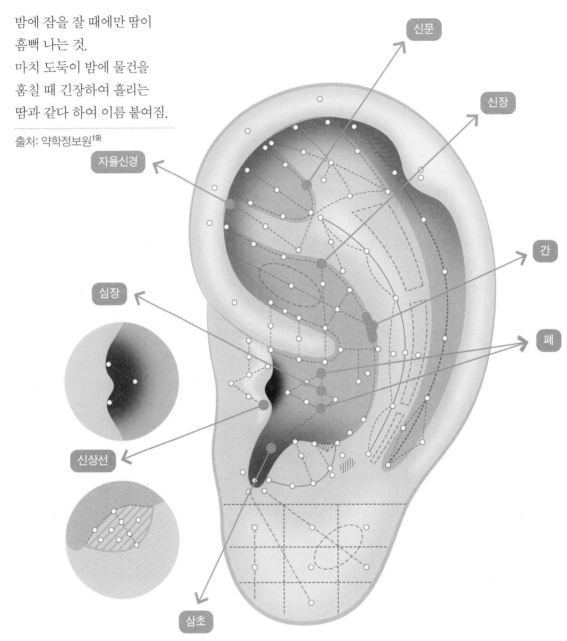

신문

신장

자율신경

심장

간

폐

신상선

삼초

• **필수 혈자리** 신상선, 간, 자율신경, 심장, 폐, 신장, 신문, 삼초

 **식은땀(자한-수시로)**

깨어 있는 상태에서 저절로
땀이 많이 흐름. 또는 그런 병.

출처: 국립국어원[20]

신장

자율신경

심장

비장

폐

人

• **필수 혈자리** 자율신경, 신장, 심장, 비장, 폐

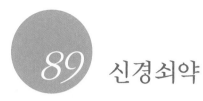

신경쇠약

불안장애의 일종으로 만성
정신적 및 육체적 쇠약과
피로를 보이는 증후군.
이는 신경계의 극심한 피로
현상에 의해 나타난다고
추측.

출처: 지제근, 『알기쉬운 의학용어
풀이집』, 고려의학, 2004

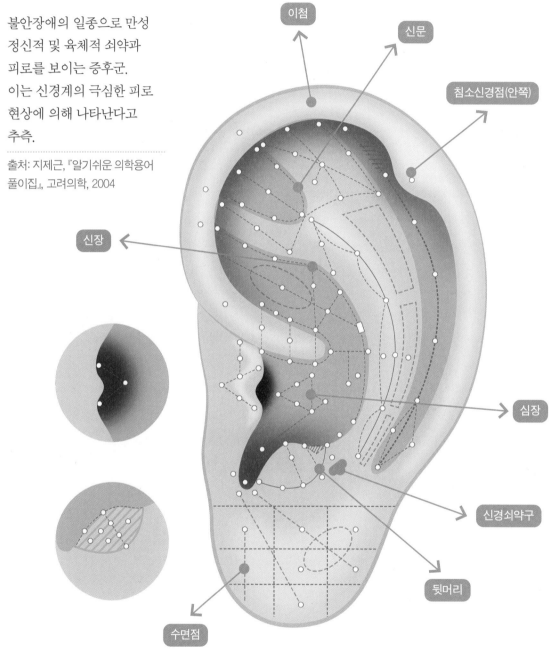

이첨

신문

침소신경점(안쪽)

신장

심장

신경쇠약구

뒷머리

수면점

• **필수 혈자리** 이첨, 신문, 신장, 심장, 뒷머리, 신경쇠약구, 수면점, 침소신경점(안쪽)

90 신물 날 때

속이 안 좋을 때나 트림을 할
때 신맛을 가진 액체가 위에서
목으로 넘어오는 현상.

참고: 한국어기초사전[21)

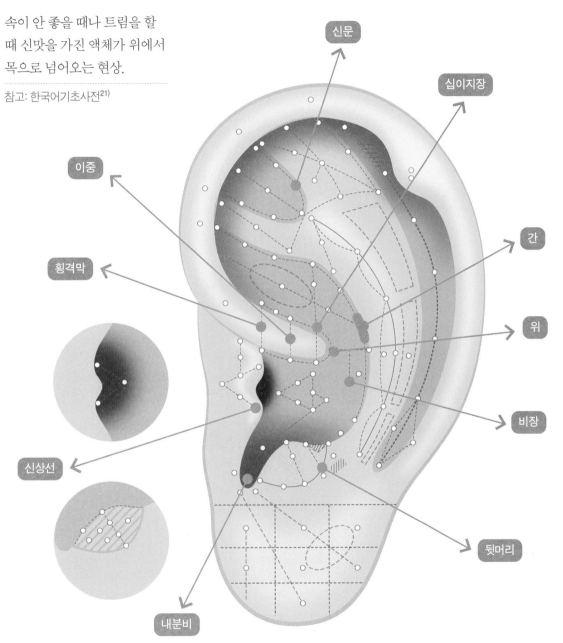

人

• **필수 혈자리** 신문, 위, 이중, 간, 비장, 십이지장, 횡격막, 신상선, 내분비, 뒷머리

91 신우신염

요로감염의 일종으로 신장에
세균이 감염되어 발생하는
질환.

출처: 서울대학교병원 의학정보

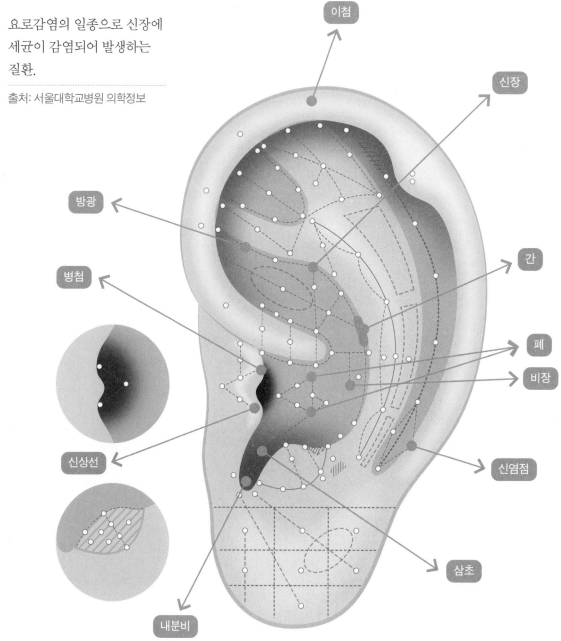

이첨

신장

방광

간

병첨

폐

비장

신상선

신염점

삼초

내분비

• **필수 혈자리** 폐, 비장, 신장, 신염점, 방광, 삼초, 이첨, 병첨, 신상선, 간, 내분비

92 아토피성 피부염

유전적인 알레르기 반응에
의해 피부에 염증이 생겨
오랜 시간 지속되는
피부질환.

출처: 질병관리청 국가건강정보포털

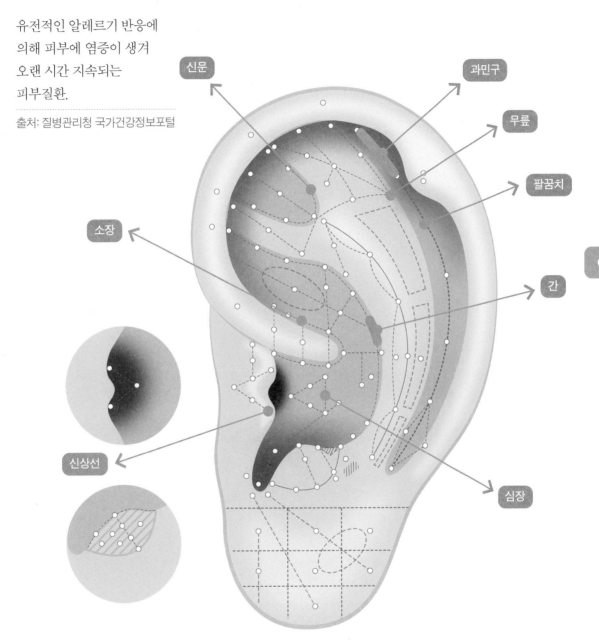

• **필수 혈자리** 과민구, 신상선, 신문, 간, 소장, 심장, 팔꿈치, 무릎

93 안구건조증

눈물이 부족하거나 눈물이
지나치게 증발하거나
눈물 구성성분의 균형이
맞지 않아서, 안구 표면이
손상되고 눈이 시리고
자극감, 이물감, 건조감 같은
자극증상을 느끼게 되는
눈의 질환.

출처: 서울대학교병원 의학정보

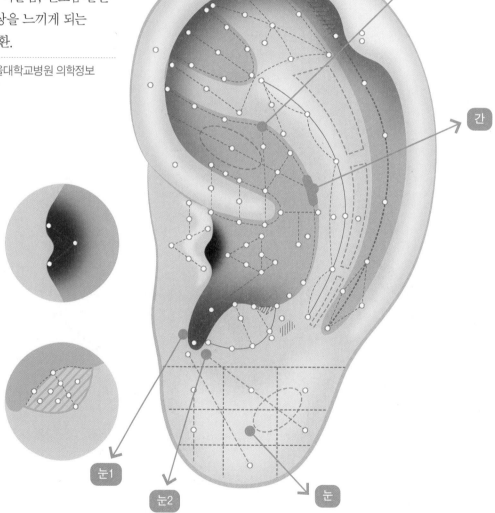

신장

간

눈1

눈2

눈

• **필수 혈자리** 눈, 눈1, 눈2, 간, 신장

94 안면마비(구안와사)

어떤 원인에 의해서 얼굴의
근육을 움직이는 안면 신경의
기능에 문제가 생겨 얼굴에
마비가 발생하는 것.

출처: 서울아산병원

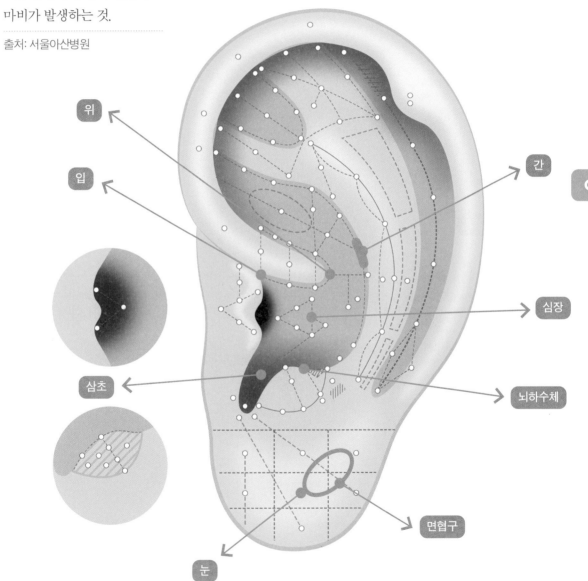

위

입

간

심장

삼초

뇌하수체

면협구

눈

ㅇ

• **필수 혈자리** 면협구, 눈, 입, 위, 간, 심장, 뇌하수체, 삼초

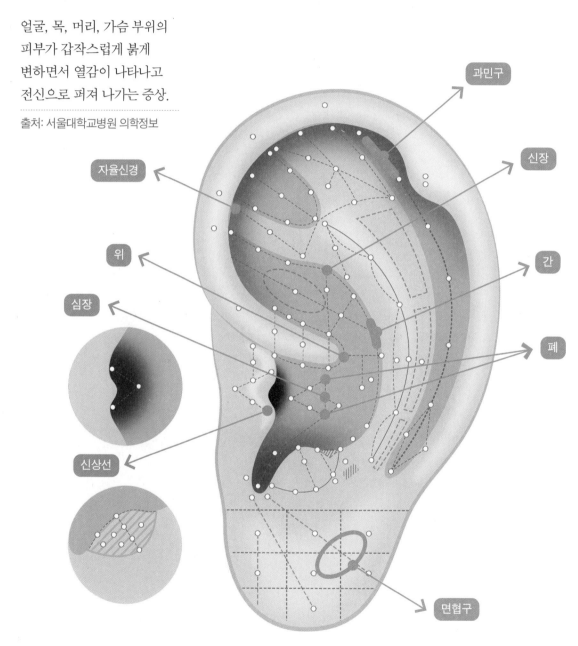

95 안면홍조

얼굴, 목, 머리, 가슴 부위의
피부가 갑작스럽게 붉게
변하면서 열감이 나타나고
전신으로 퍼져 나가는 증상.

출처: 서울대학교병원 의학정보

과민구

신장

자율신경

위

간

심장

폐

신상선

면협구

• **필수 혈자리** 과민구, 면협구, 신상선, 자율신경, 위, 폐, 심장, 간, 신장

96 안색

얼굴을 보면 건강 상태를
짐작. 현대 의학에서도
안색이나 얼굴의 몇몇 변화는
특정 질환과 관련이 있다고
인정.

출처: "누런 안색은 빈혈, 귓불 속
작은 덩어리는 통풍 의심해보세요",
헬스조선, 2018년 8월 24일

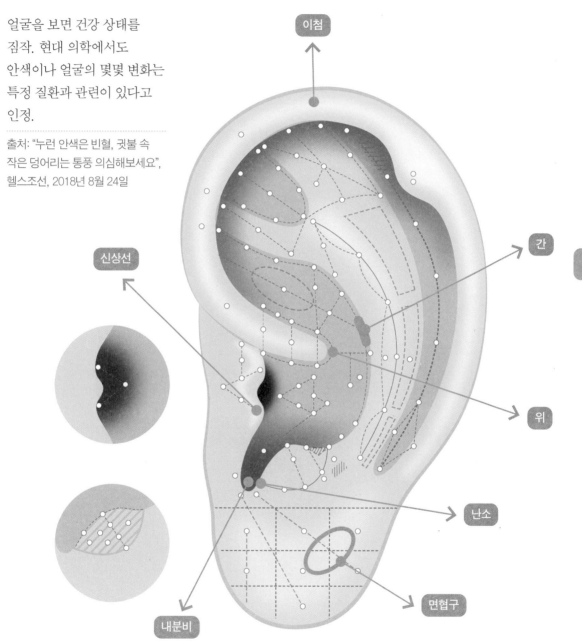

이첨

간

위

난소

면협구

내분비

신상선

ㅇ

• **필수 혈자리** 면협구, 간, 신상선, 위, 내분비, 난소, 이첨

97 안정

에너지 소비를 최소화하기
위해 신체적, 정신적 활동을
억제하는 것이 절대안정.
이를 통해 체내 방어 기전의
작용을 최대화하여 신체
회복.

출처: 서울아산병원

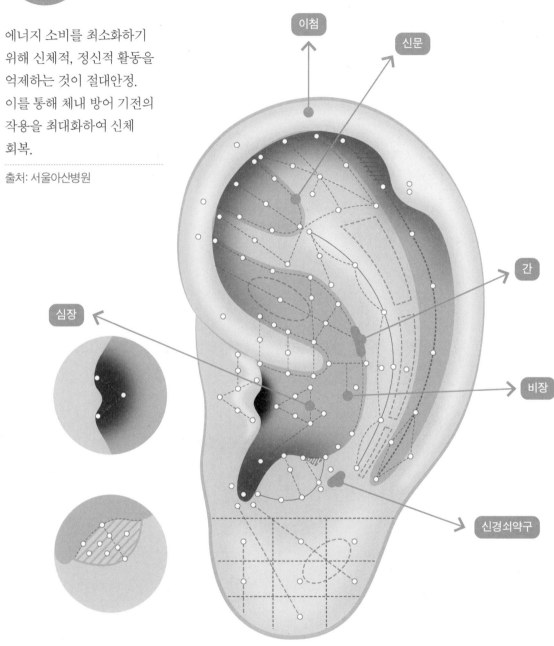

이첨
신문
간
비장
신경쇠약구
심장

• **필수 혈자리** 이첨, 신문, 신경쇠약구, 간, 심장, 비장

98 알레르기

꽃가루, 곰팡이, 우유, 털
등으로 인해 두드러기, 콧물,
눈물 같은 이상 면역 반응이
일어나는 것.

출처: 네이버 지식백과

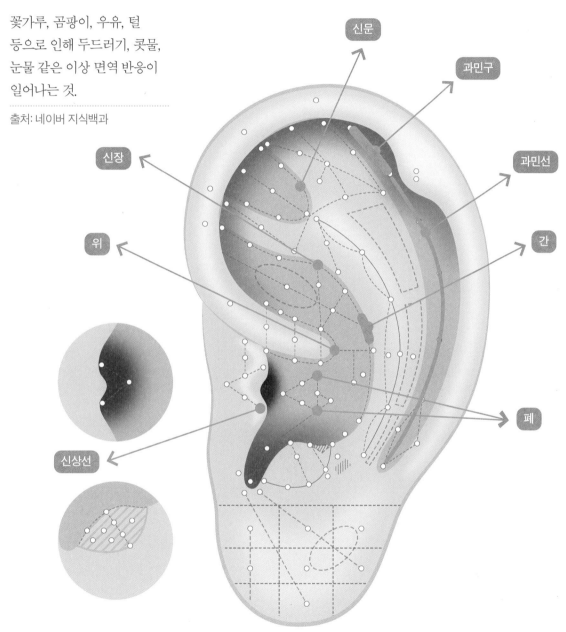

신문

과민구

신장

과민선

위

간

폐

신상선

○

• **필수 혈자리** 과민선, 과민구, 간, 위, 폐, 신장, 신상선, 신문

99 야뇨증

밤에 잠자는 동안
무의식적인 요의 배출이
일어나 내의 혹은
이부자리를 적시는 경우.

출처: 삼성서울병원

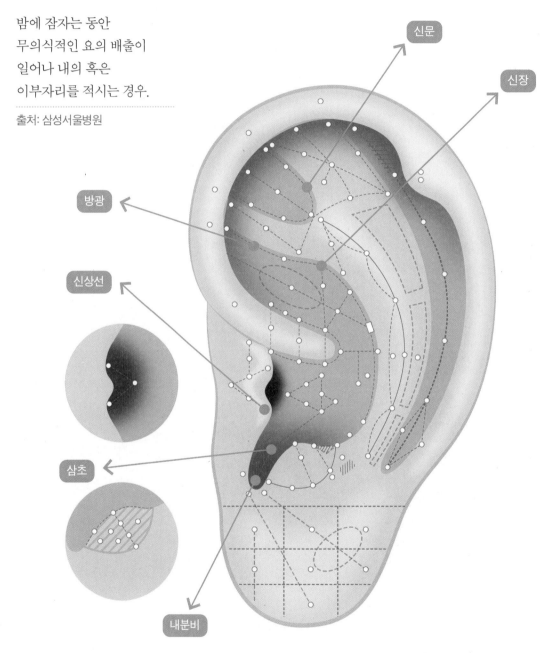

신문

신장

방광

신상선

삼초

내분비

- **필수 혈자리** 신문, 방광, 신상선, 신장, 삼초, 내분비

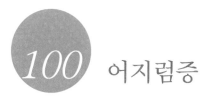

100 어지럼증

다양한 원인에 의해서 발생,
그중 신경계에 속하는
전정계의 기능장애에 의한
증상이 가장 심하며 이때
주위가 빙글빙글 돌고
비틀거리면서 구역질이나
구토를 동반.

출처: 대한신경과학회[22]

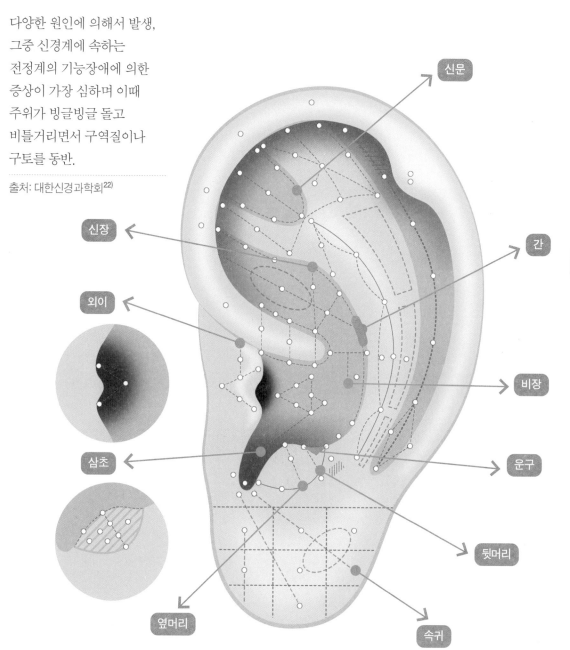

신문

신장

외이

삼초

옆머리

간

비장

운구

뒷머리

속귀

- **필수 혈자리** 옆머리, 뒷머리, 속귀, 외이, 운구, 신문, 비장, 간, 삼초, 신장

101 어깨통증

어깨 부위의 힘줄이나 힘줄
주변에 칼슘이 침착된 석회
물질들이 생성되면서 통증을
유발하는 질환.

출처: 판교우리재활의학과의원[23]

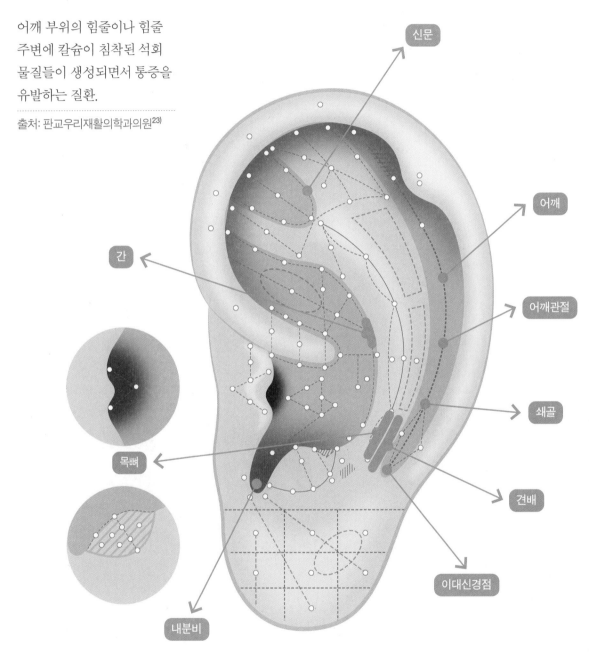

신문

어깨

어깨관절

쇄골

간

목뼈

견배

내분비

이대신경점

• **필수 혈자리** 이대신경점, 쇄골, 어깨관절, 어깨, 신문, 목뼈, 견배, 내분비, 간

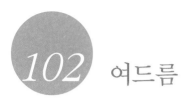

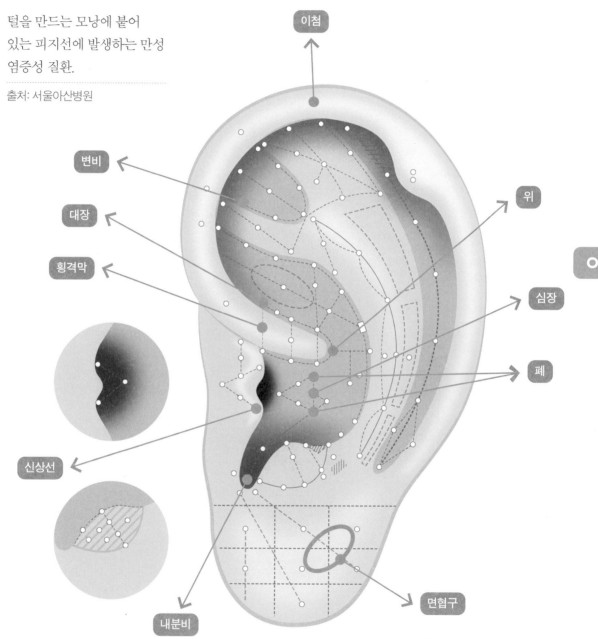

털을 만드는 모낭에 붙어
있는 피지선에 발생하는 만성
염증성 질환.

출처: 서울아산병원

이첨

변비

대장

횡격막

위

심장

폐

신상선

내분비

면협구

ㅇ

• **필수 혈자리** 면협구, 신상선, 위, 변비, 대장, 폐, 내분비, 횡격막, 심장, 이첨

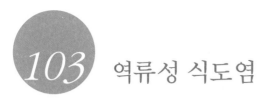

103 역류성 식도염

식도로 거슬러 올라온
위산의 자극으로 인하여
불편한 증상이나 합병증이
유발되는 상태.

출처: 서울성모병원
평생건강증진센터

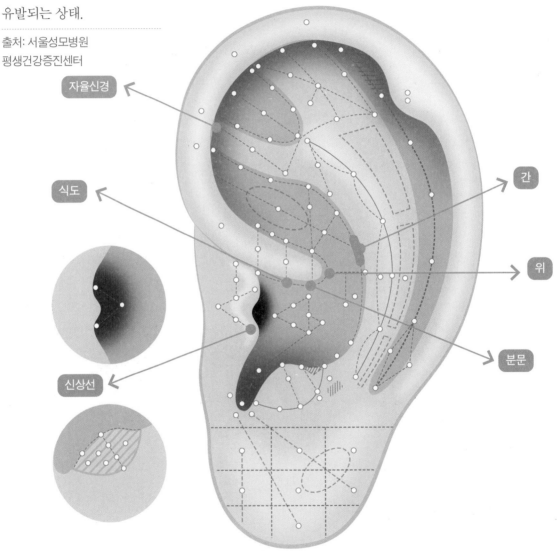

자율신경

식도

신상선

간

위

분문

• **필수 혈자리** 위, 식도, 분문, 신상선, 자율신경, 간

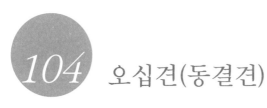

104 오십견(동결견)

특별한 외상 없이 어깨에
통증이 발생하고 그 통증으로
인하여 어깨의 움직임에
지장이 생기는 질환.

출처: 서울아산병원

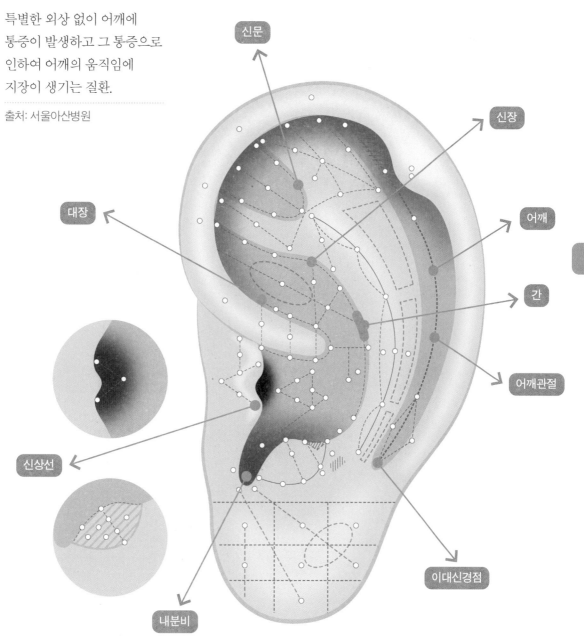

- **필수 혈자리** 이대신경점, 어깨관절, 어깨, 신상선, 대장, 간, 신장, 내분비, 신문

105 요실금

방광 조임근 및 요도
조임근의 수의적 조절이
안되기 때문에 오줌이 항상,
또는 때때로 불수의적으로
배설되는 것.

출처: 지제근, 『알기쉬운 의학용어
풀이집』, 고려의학, 2004

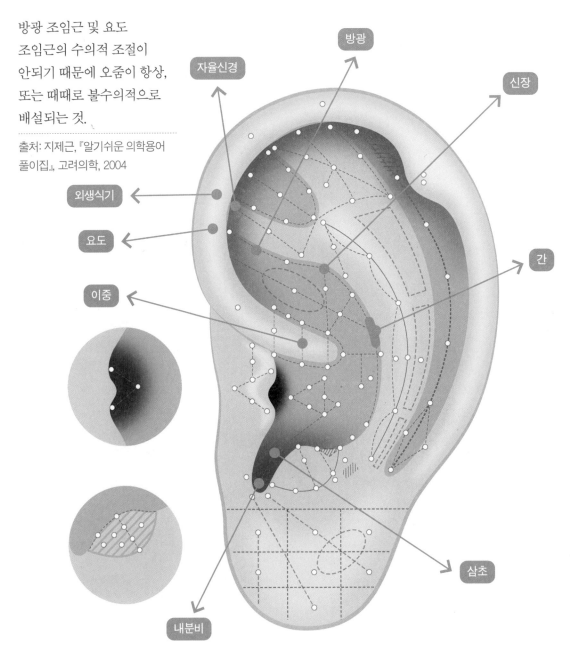

자율신경

방광

신장

외생식기

요도

간

이중

삼초

내분비

• **필수 혈자리** 신장, 방광, 요도, 외생식기, 이중, 내분비, 자율신경, 삼초, 간

106 우울증

의욕 저하와 우울감을 주요
증상으로 하여 다양한 인지
및 정신·신체적 증상을
일으켜 일상 기능의 저하를
가져오는 질환.

출처: 서울대학교병원 의학정보

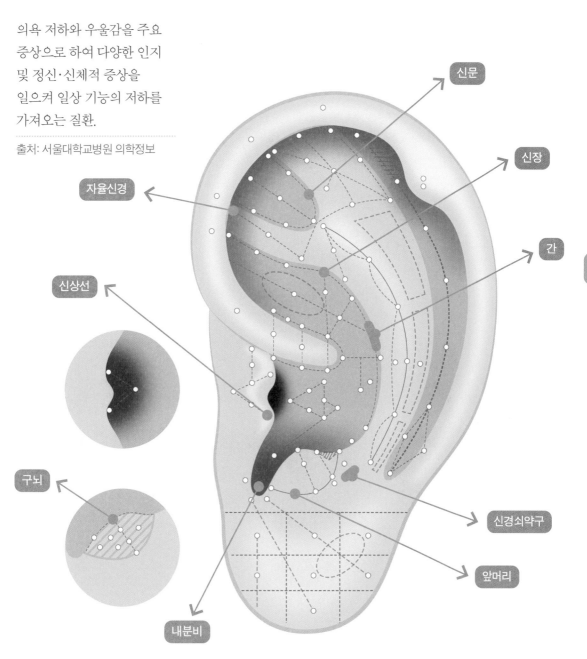

신문

신장

간

자율신경

신상선

구뇌

신경쇠약구

앞머리

내분비

ㅇ

• **필수 혈자리** 신문, 신상선, 앞머리, 신경쇠약구, 구뇌, 자율신경, 간, 신장, 내분비

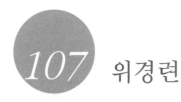

107 위경련

어떤 이유에서든 식후에
명치끝이 갑자기 심하게
쥐어짜듯 아픈 증상을 통칭.

출처: 서울아산병원

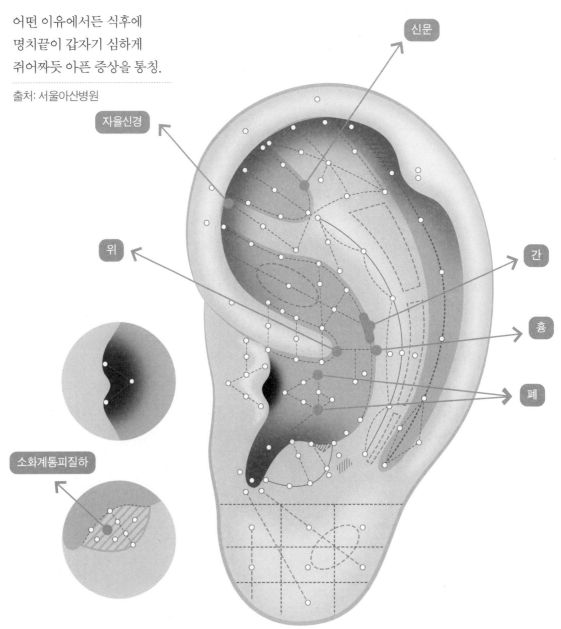

신문
자율신경
위
간
흉
폐
소화계통피질하

• **필수 혈자리** 위, 간, 흉, 폐, 신문, 자율신경, 소화계통피질하

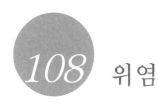

위염

위 점막에 손상과 염증이
있는 상태. 위 점막은 위를
안쪽에서 감싸고 있는
부분으로 음식과 접촉하는
부분, 위산과 각종 소화
효소들로부터 위벽을
보호하는 역할.
위 점막에 손상이 일어나
표면이 헐게 되거나 상처가
나면 염증이 발생.

출처: 질병관리청 국가건강정보포털

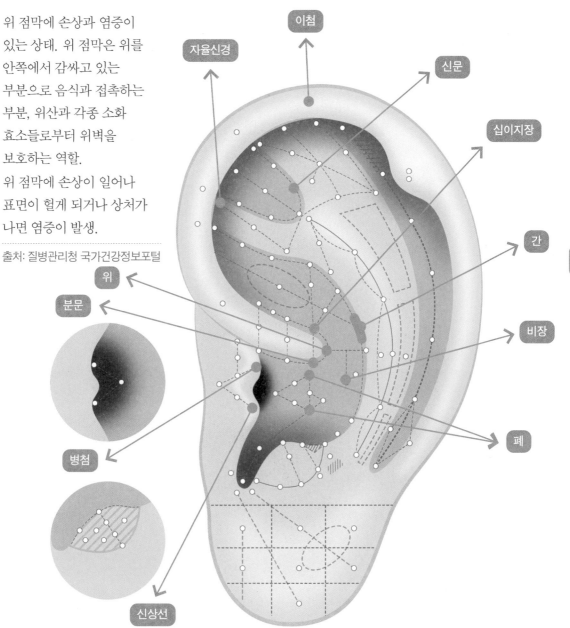

• **필수 혈자리** 위, 십이지장, 분문, 신문, 비장, 간, 자율신경, 폐, 이첨, 병첨, 신상선

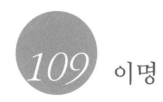

이명

외부 소리 자극이 없는데도
귓속 또는 머릿속에서
소리를 느끼는 현상.

출처: 서울아산병원

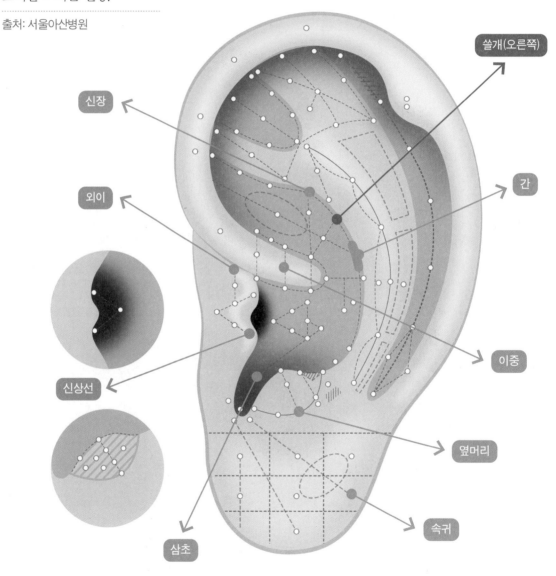

• **필수 혈자리** 신상선, 속귀, 외이, 간, 신장, 쓸개(오른쪽 귀), 옆머리, 이중, 삼초

110 이하선염

유행성이하선염 바이러스에
의한 감염으로 발생하는 급성
유행성 감염병.
급성 열성질환으로 침샘
중에서 특히 귀밑샘인
이하선을 침범하여 타액선이
비대해지고 동통을 특징적인
소견으로 한다.

출처: 서초구 보건소 건강정보[24)]

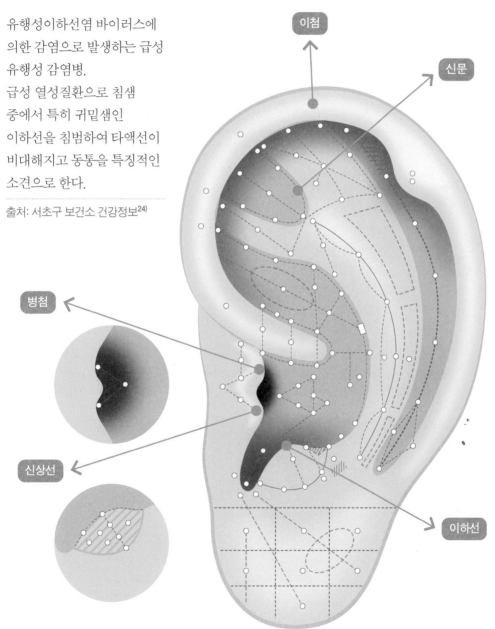

이첨

신문

병첨

신상선

이하선

● **필수 혈자리** 이하선, 이첨, 병첨, 신상선, 신문

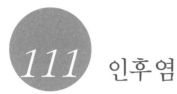

111 인후염

바이러스나 세균 등에
감염되어 인두와 후두에
생긴 염증.

출처: 서울대학교병원 의학정보

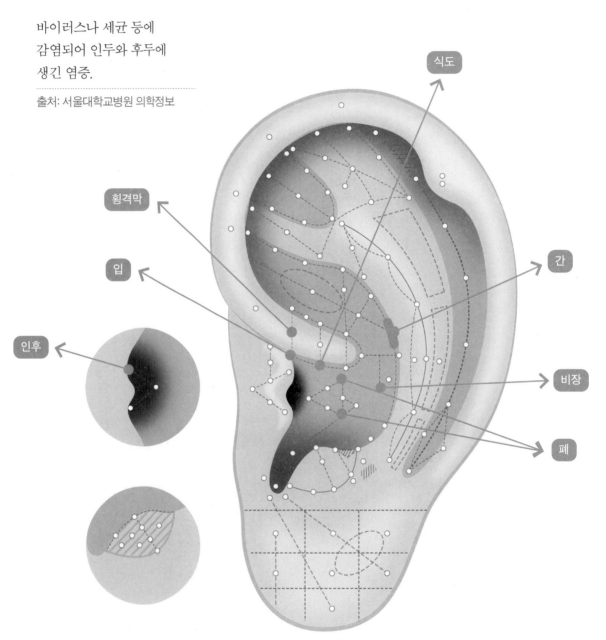

식도

횡격막

입

인후

간

비장

폐

• **필수 혈자리** 입, 인후, 식도, 횡격막, 간, 폐, 비장

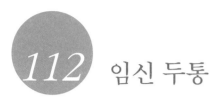

112 임신 두통

임신부가 경험하는 가장 흔한
두통은 긴장성 두통으로서
양측성으로 조이는 듯한
느낌이나 압박감, 또는
머리나 어깨를 짓누르는 듯한
증상.

출처: 타이레놀[25)]

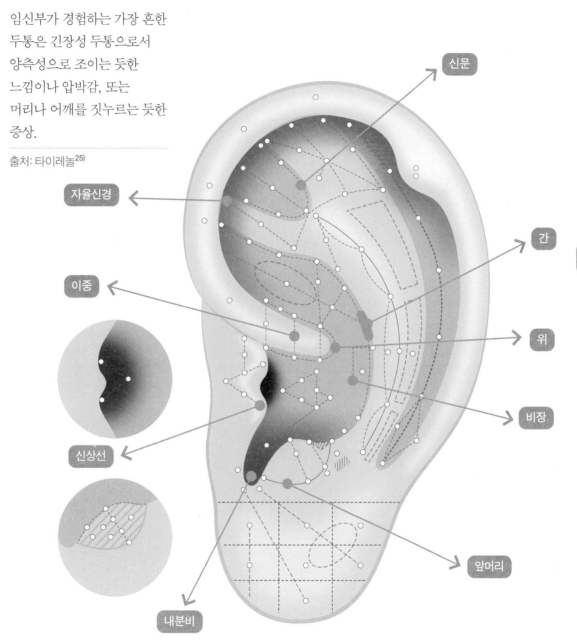

- **필수 혈자리** 위, 이중, 자율신경, 간, 신문, 비장, 내분비, 신상선, 앞머리

113 입냄새

입이나 그 주변 부위에서
나오는 냄새로서,
일반적으로 타인이나
자신에게 불쾌감을 주는
악취.

출처: 질병관리청 국가건강정보포털

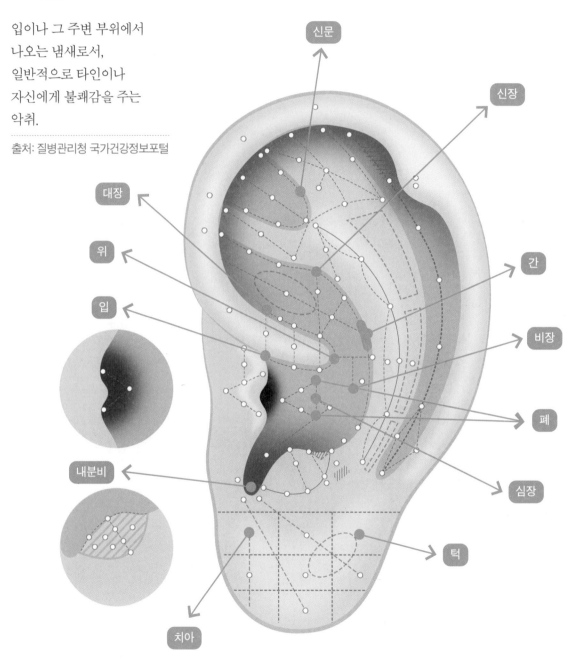

신문

신장

대장

위

입

내분비

간

비장

폐

심장

턱

치아

• **필수 혈자리** 입, 치아, 턱, 위, 신장, 심장, 간, 폐, 비장, 대장, 내분비, 신문

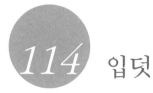 **입덧**

임신 중에 일어나는 구토로
임신 초기, 즉 2개월경부터
시작하여 4개월 초까지
계속되는 소화기계통의 증세.

출처: 지제근, 『알기쉬운 의학용어
풀이집』, 고려의학, 2004

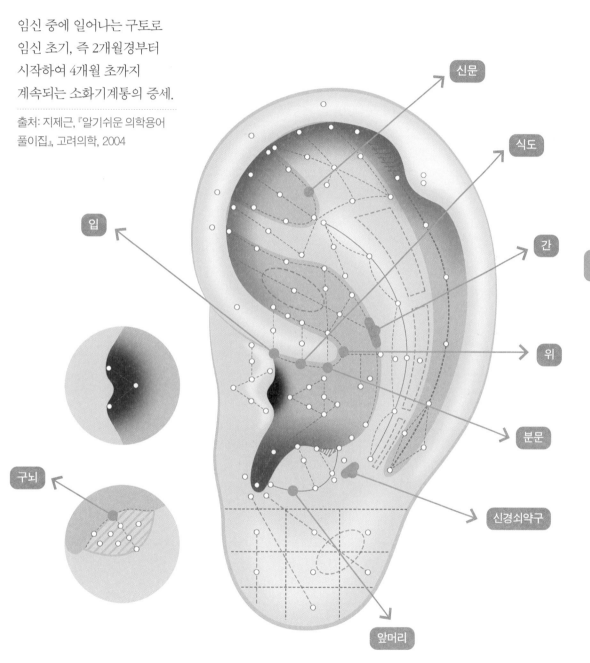

신문

식도

간

입

위

분문

신경쇠약구

구뇌

앞머리

> • **필수 혈자리** 입, 식도, 분문, 위, 간, 구뇌, 앞머리, 신경쇠약구, 신문

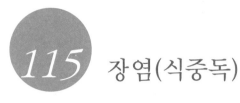

장염(식중독)

섭취한 음식의 독성 물질
때문에 발생한 일련의
증후군. 장 세균감염이나
폭음, 폭식 등으로 복통,
설사, 구토, 발열 등의 증상이
염증을 일으키는 질환, 장의
운동이 갑작스럽게 너무
빨리 일어나 "장경련"이라고
부르는 격심한 복통.

참고: 서울대학교병원 의학정보

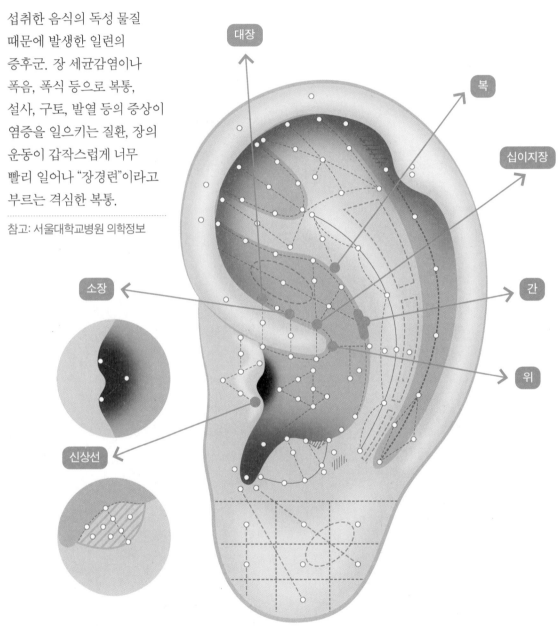

• **필수 혈자리** 소장, 대장, 복, 간, 위, 십이지장, 신상선

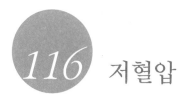

116 저혈압

어지러움 및 실신과 같은
증상을 일으킬 만큼 혈압이
낮은 상태.

출처: MSD 매뉴얼[26]

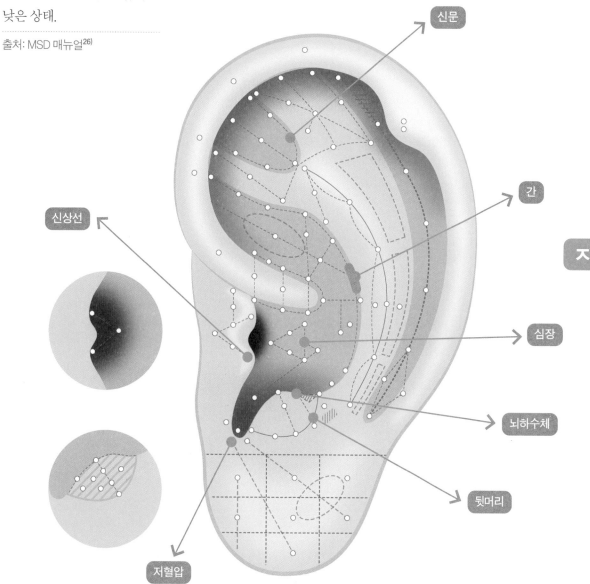

신문

간

신상선

심장

뇌하수체

뒷머리

저혈압

ㅈ

• **필수 혈자리** 저혈압, 신상선, 심장, 신문, 뒷머리, 뇌하수체, 간

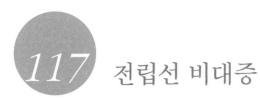

전립선 비대증

전립선이 너무 커져 전립선
내부를 지나는 요도를
눌러서 일으키는 각종 증상.

참고: 질병관리청 국가건강정보포털

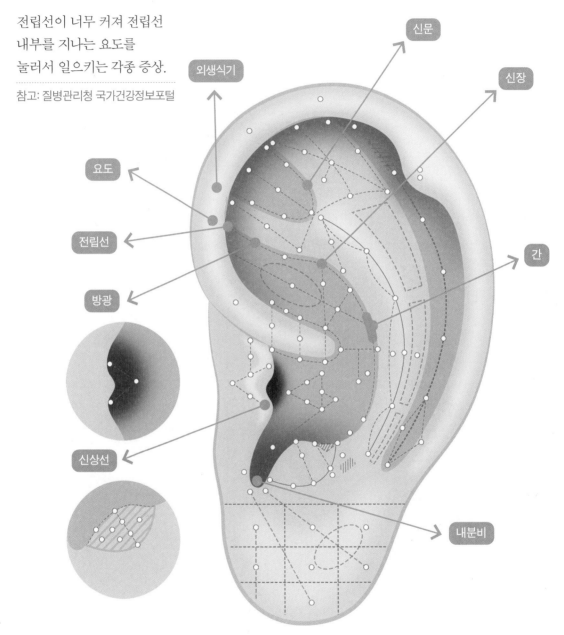

- **필수 혈자리** 방광, 전립선, 요도, 외생식기, 신문, 신상선, 신장, 내분비, 간

118 정력 감퇴

정력은 넓은 의미로 육체와
정신을 포괄하는 전신적인
활력(vitality)을 의미하며, 좁은
의미로는 성기능(주로 남성)이
어느 정도인지를 가늠하는
척도로 사용.

출처: 중앙일보 건강칼럼[27]

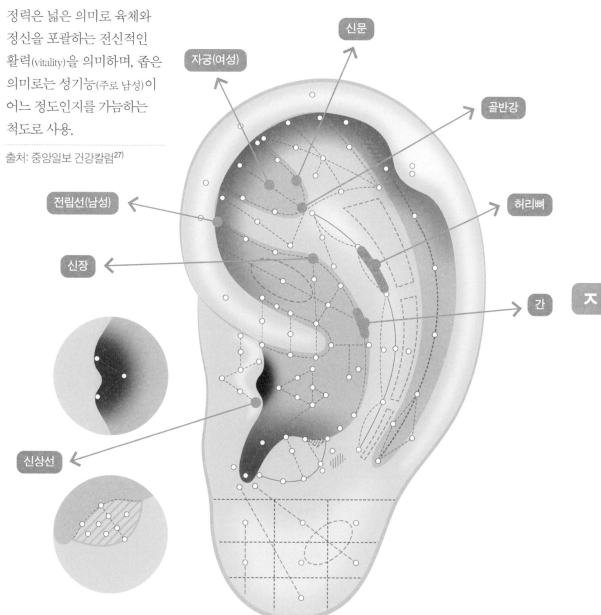

신문

자궁(여성)

골반강

전립선(남성)

허리뼈

간

신장

신상선

ㅈ

● **필수 혈자리** 신상선, 골반강, 허리뼈, 신문, 간, 신장, 전립선(남성), 자궁(여성)

119 종아리 경련

잠을 자던 중 갑작스럽게
종아리 근육이 딱딱하게
뭉치는 느낌을 받을 때 '쥐가
났다'고 표현하며, 정확한
명칭은 '국소성 근육 경련'.

출처: 성가롤로병원 건강정보[28]

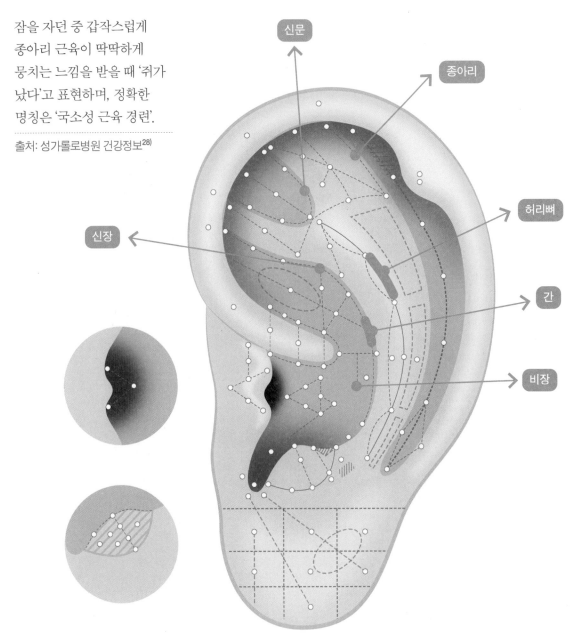

신문

종아리

허리뼈

신장

간

비장

• **필수 혈자리** 종아리, 허리뼈, 신문, 간, 신장, 비장

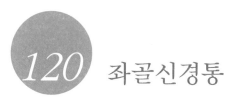

120 좌골신경통

좌골신경과 관련된 부위인
엉덩이, 종아리, 발 등을 따라
나타나는 통증.

출처: 서울아산병원

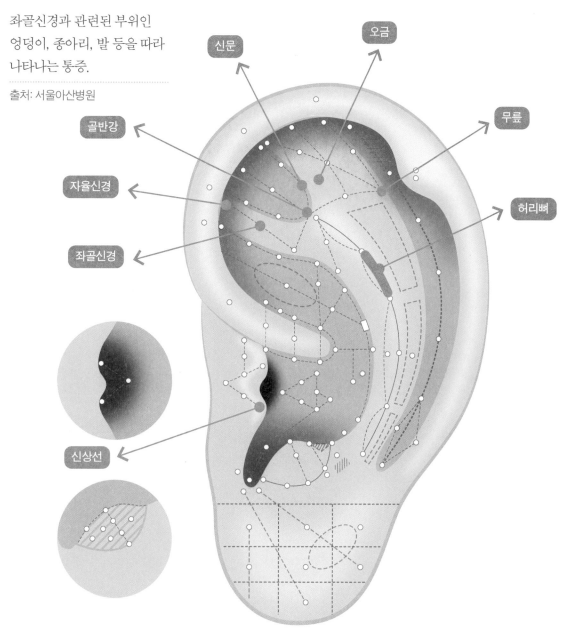

• **필수 혈자리** 좌골신경, 무릎, 오금, 골반강, 신상선, 허리뼈, 신문, 자율신경

121 주름

주름살과 관련한 여러 가지 요인 중 가장 잘 알려진 요인은 햇빛. 햇빛에 과다 노출되면 진피의 콜라겐 섬유, 탄력 섬유 등의 변성을 초래하며, 피부가 건조해지면서 피부 노화가 일어남.

참고: 나무위키

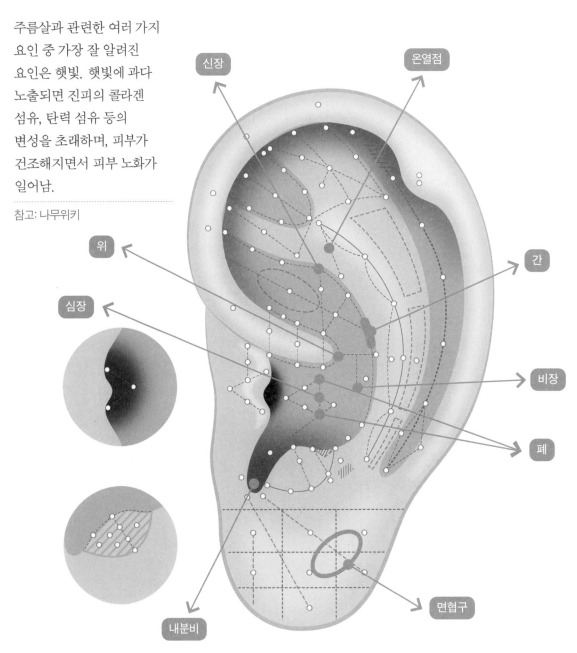

신장
온열점
위
간
심장
비장
폐
내분비
면협구

• **필수 혈자리** 간, 신장, 위, 면협구, 내분비, 심장, 폐, 비장, 온열점

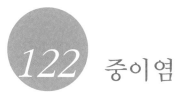

중이염

귀의 고막 안 공간인
중이(중간 귀)가 감염되어 급성
염증이 발생한 것.

출처: 서울아산병원

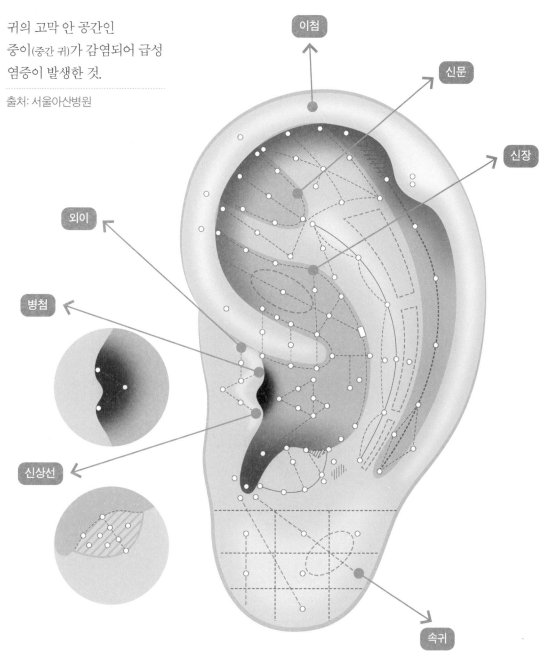

이첨

신문

신장

외이

병첨

신상선

속귀

• **필수 혈자리** 이첨, 병첨, 신상선, 속귀, 외이, 신장, 신문

ㅈ

123 질염

여성의 생식기인 질이
세균에 감염되어 염증이
생긴 것.

출처: 서울아산병원

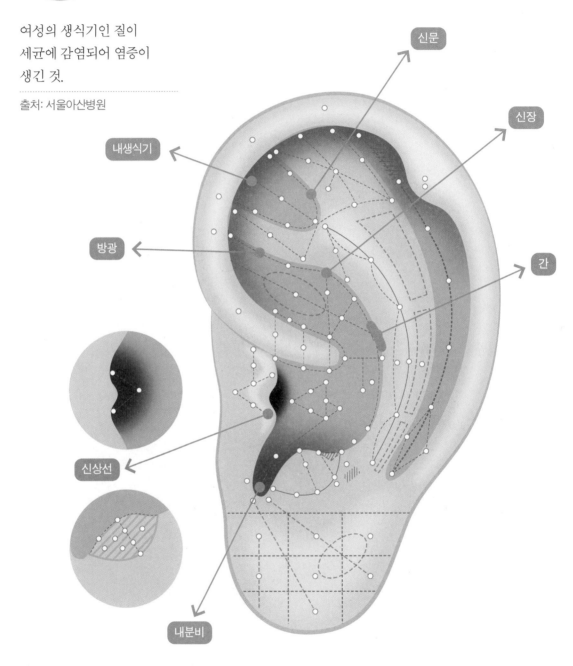

신문

신장

내생식기

방광

간

신상선

내분비

• **필수 혈자리** 방광, 신상선, 내생식기, 신문, 간, 신장, 내분비

124 천식

숨이 차는 증상이 주로
나타나는 질환으로 여러
가지 자극에 대해서 기관지가
과민한 반응으로 생기는
기관지의 가역적인 폐쇄.
정상인에게서는 반응이 없는
자극에 대해서 기관지의
폐쇄가 생기고 그 자극이
없을 경우 기관지의 폐쇄가
소실하는 질환.

출처: 지제근, 『알기쉬운 의학용어
풀이집』, 고려의학, 2004

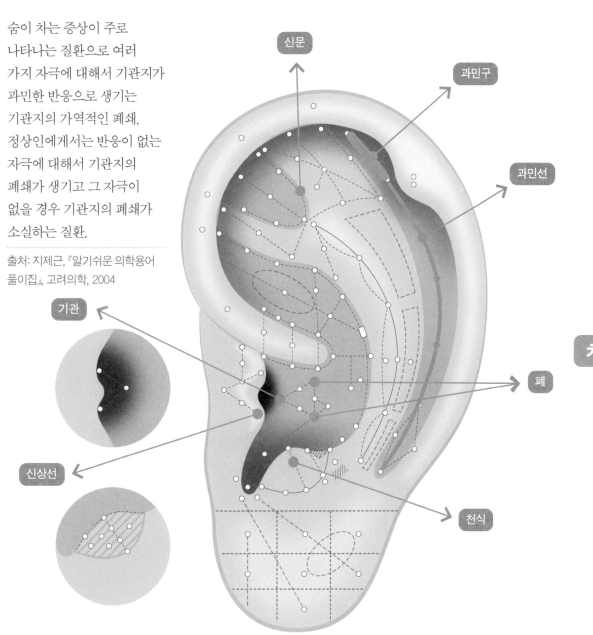

신문
과민구
과민선
기관
폐
신상선
천식

• **필수 혈자리** 천식, 과민구, 신상선, 폐, 기관, 신문, 과민선

125 총명

총(聰)이란 귀가 밝다는
뜻이고 명(明)이란 밝고
맑다는 뜻. 총명하다는 것은
머리가 맑고 밝아서 사물을
정확히 보고 판단할 수
있다는 것.

出처: 플러스한의원[29]

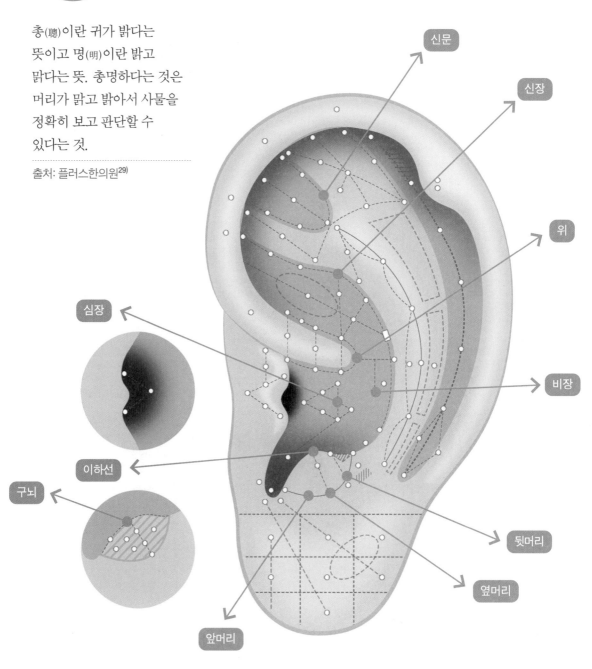

신문
신장
위
비장
심장
이하선
구뇌
뒷머리
옆머리
앞머리

• **필수 혈자리** 신문, 위, 앞머리, 옆머리, 뒷머리, 구뇌, 이하선, 심장, 비장, 신장

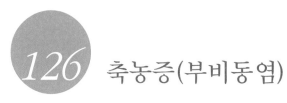

126 축농증(부비동염)

코 주위의 공기가 차 있는
공간인 부비동에 생긴 염증.

출처: 서울성모병원
평생건강증진센터

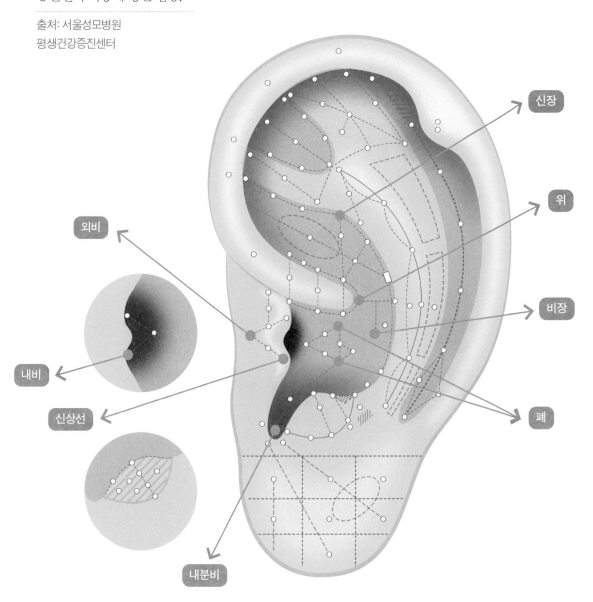

신장

위

비장

폐

외비

내비

신상선

내분비

- **필수 혈자리** 내비, 외비, 폐, 신상선, 내분비, 비장, 위, 신장

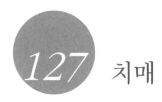

127 치매

뇌의 기질적 장애에 의하여
후천적으로 일어나는
회복불능의 지능장애.

출처: 지제근, 『알기쉬운 의학용어
풀이집』 고려의학, 2004

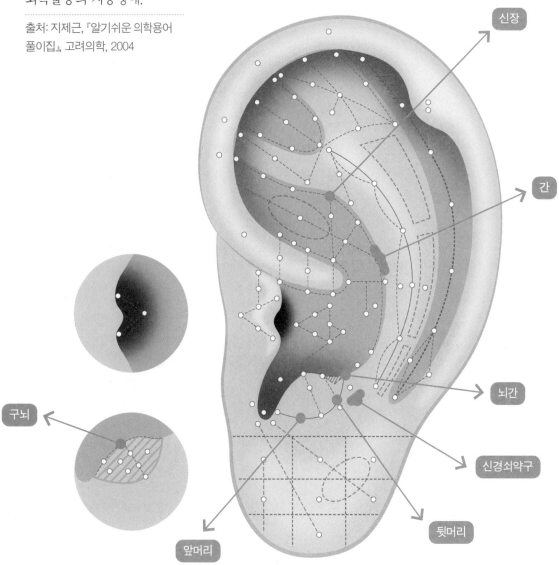

신장

간

뇌간

신경쇠약구

구뇌

뒷머리

앞머리

• **필수 혈자리** 앞머리, 뒷머리, 신경쇠약구, 뇌간, 구뇌, 간, 신장

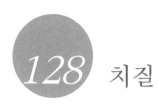 치질

항문의 병터 중 가장 흔히 볼
수 있는 병으로서 전 인구의
약 5%가량에서 볼 수 있으며,
항문 및 항문주위 정맥얼기가
정맥자루처럼 확장된 것.

출처: 지제근,『알기쉬운 의학용어
풀이집』, 고려의학, 2004

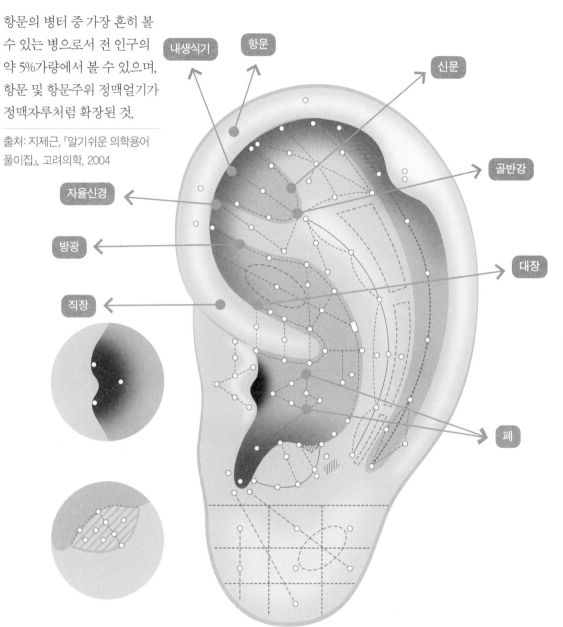

내생식기 항문 신문 골반강 자율신경 방광 대장 직장 폐

ㅊ

• **필수 혈자리** 골반강, 방광, 내생식기, 항문, 대장, 직장, 폐, 신문, 자율신경

129 치통

치아 내 및 치아 주변의
통증을 의미하며 구강
위생이 불량한 사람들에게서
특히 자주 나타나는 문제.

참고: MSD 매뉴얼

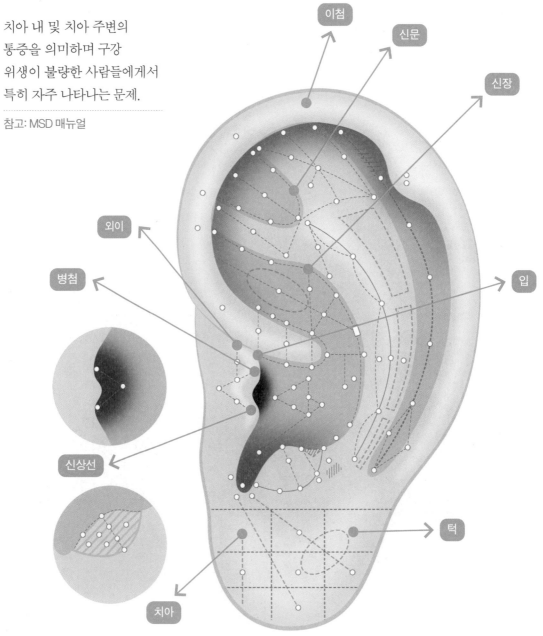

이첨
신문
신장
외이
병첨
입
신상선
치아
턱

● **필수 혈자리** 치아, 신문, 이첨, 병첨, 신상선, 신장, 턱, 외이, 입

130 코감기

통상적으로 비염을
주증상으로 하고 전신
증상이나 호흡기 증상은
심하지 않으며 일명
보통감기라고 알려짐.

출처: 동의의료원약제부 의약정보[30]

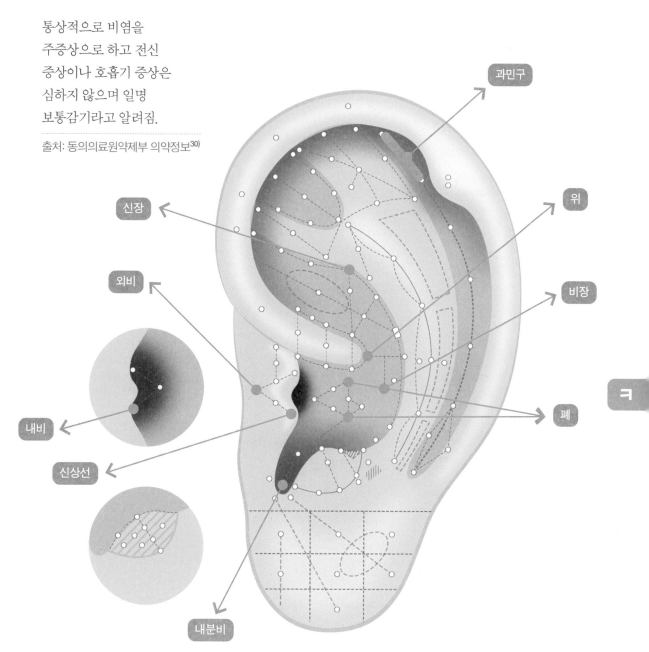

과민구

위

비장

신장

외비

내비

신상선

폐

내분비

ㅋ

• **필수 혈자리** 폐, 내비, 외비, 위, 비장, 과민구, 신상선, 내분비, 신장

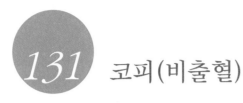

131 코피(비출혈)

실생활에서 비교적 흔하게
접할 수 있는 코 질환의 하나.
과로의 상징. 과도하게 코를
파면서 코점막에 상처가
나면서 생기는 것.

출처: 질병관리청 국가건강정보포털

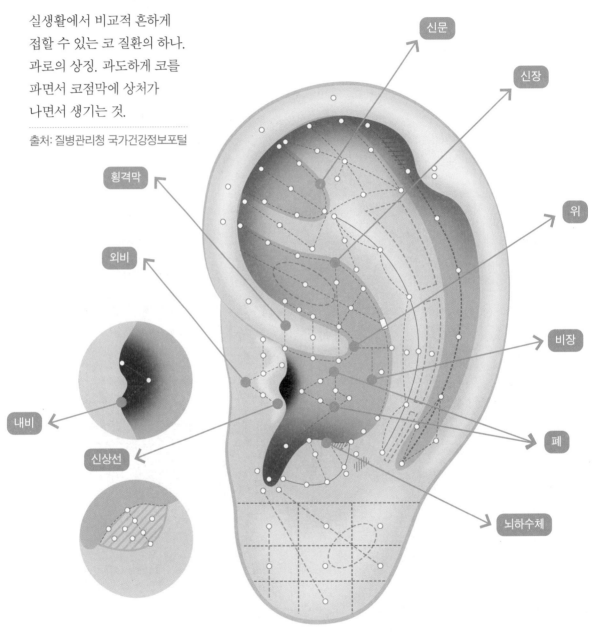

신문
신장
위
비장
폐
뇌하수체
횡격막
외비
내비
신상선

- **필수 혈자리** 내비, 외비, 폐, 뇌하수체, 횡격막, 신상선, 비장, 위, 신장, 신문

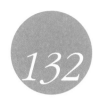

132 콜레스테롤 수치

콜레스테롤은 우리 몸에
필요한 에너지 공급은
물론 세포막을 구성하며
스테로이드 호르몬이나
담즙산의 원료로 사용되어
생명을 유지하는 데 꼭 필요한
영양소이다. 나쁜 콜레스테롤
'LDL 콜레스테롤', 좋은
콜레스테롤 'HDL 콜레스테롤'
그리고 '중성 지방' 크게 세
가지 종류로 나눈다.

출처: 중외제약[31]

신문

신장

간

비장

심장

신상선

뒷머리

내분비

ㅋ

• **필수 혈자리** 신문, 신장, 심장, 신상선, 내분비, 간, 비장, 뒷머리

133 키(성장 부진)

목표 키 달성을 위한
열쇠는 영양, 운동, 숙면,
스트레스 해결, 성장방해
질환 치료 등이 있다.

출처: 헬스조선[32]

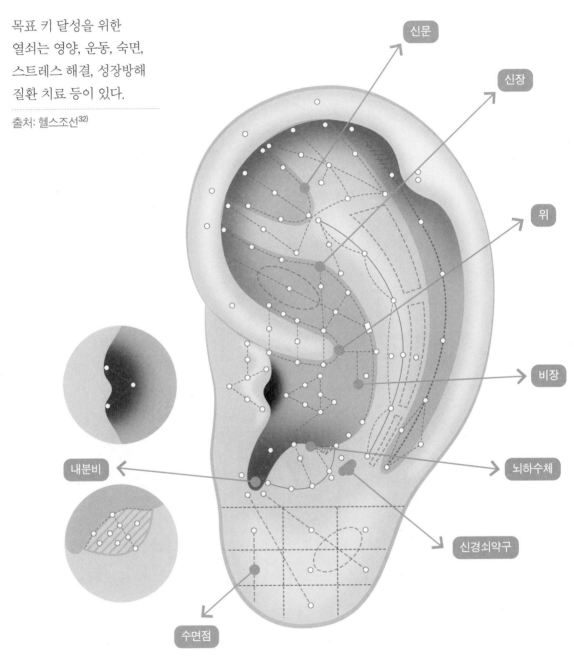

신문

신장

위

비장

뇌하수체

신경쇠약구

내분비

수면점

● **필수 혈자리** 뇌하수체, 비장, 위, 내분비, 수면점, 신경쇠약구, 신문, 신장

134 탈모

정상적으로 모발이
존재해야 할 부위에 모발이
없는 상태.

출처: 서울대학교병원 의학정보

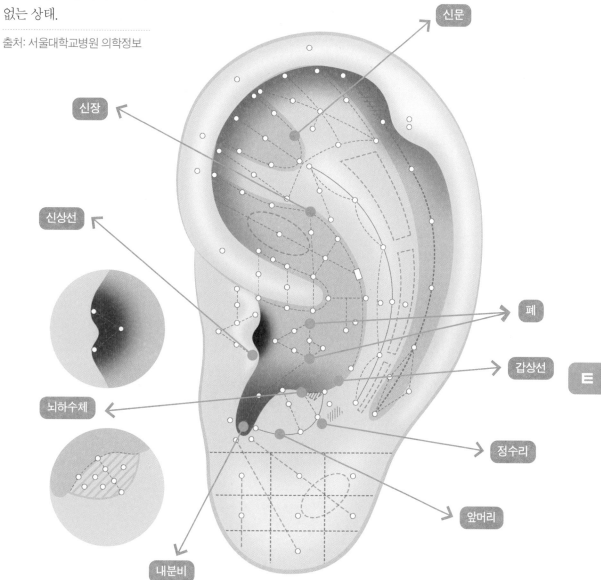

신문

신장

신상선

폐

갑상선

뇌하수체

정수리

앞머리

내분비

E

• **필수 혈자리** 앞머리, 정수리, 신문, 갑상선, 신상선, 내분비, 뇌하수체, 폐, 신장

135 테니스 엘보(팔꿈치 통증)

팔꿈치 과사용 증후군의
일종으로 손상 부위 인대에
미세한 파열이 생겨 통증이
나타나는 것.

출처: 서울아산병원

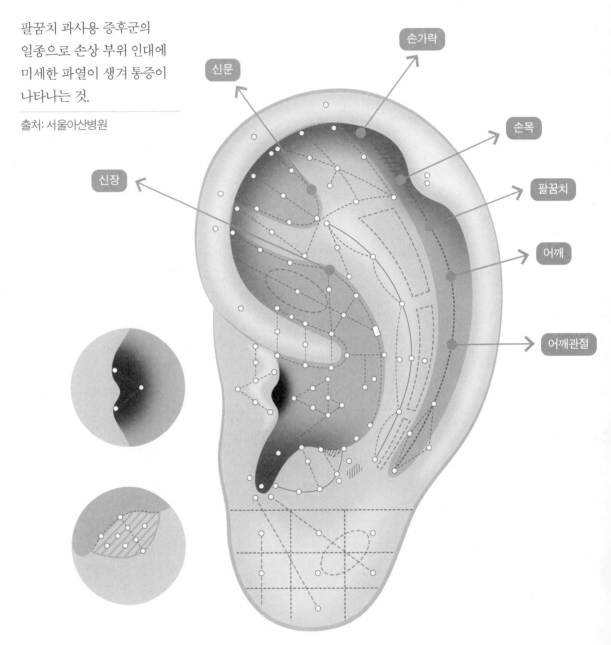

신문
손가락
손목
신장
팔꿈치
어깨
어깨관절

- **필수 혈자리** 팔꿈치, 어깨, 어깨관절, 손목, 손가락, 신장, 신문

통풍

관절에 통증과 부종을
일으키는 일종의 관절염이며
보통 1주 또는 2주 동안
지속하다가 사라지는
발작. 통풍 발작은 흔히
엄지발가락이나 하지에서
시작.

출처: NIH[33]

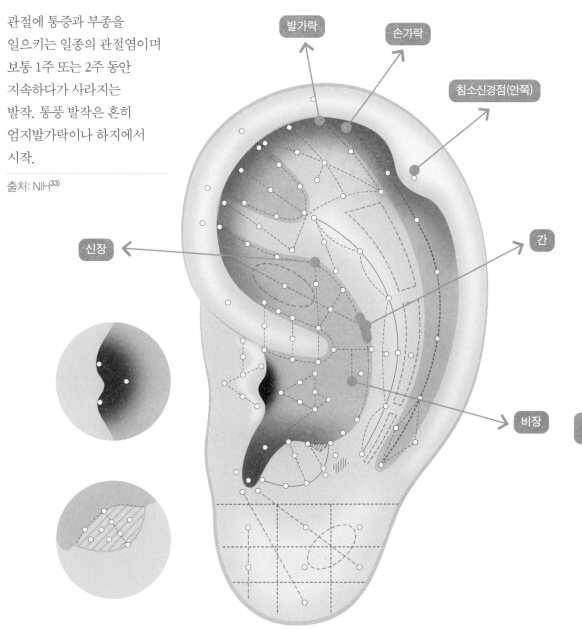

발가락

손가락

침소신경점(안쪽)

신장

간

비장

• **필수 혈자리** 손가락, 발가락, 간, 침소신경점(안쪽), 신장, 비장

137 팔저림

목 디스크의 초기 증상은
목이 뻐근하면서 결리고,
어깨 통증, 두통과 같은
가벼운 통증으로 시작하지만
디스크가 점점 진행된다면
통증의 강도가 심해지고
목뿐만 아니라 어깨, 팔,
손가락, 손바닥 등으로 통증
부위가 다양해질 수 있다.

참고: "어깨-팔 통증, 손 저림
유발하는 '목 디스크'… 90%는
비수술 치료로 개선", 동아일보,
2022년 12월 19일

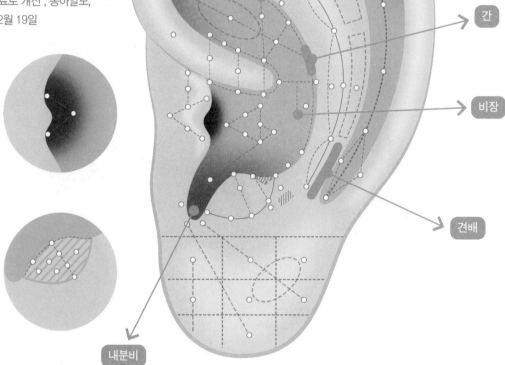

● **필수 혈자리** 손가락, 팔꿈치, 견배, 신문, 간, 신장, 비장, 내분비

138 편도선염

여러 가지 원인으로 인해
전신의 저항력이 감소하였을
때 편도 내 세균으로 인해
급성 감염이 일어나는 질환.

출처: 서울아산병원

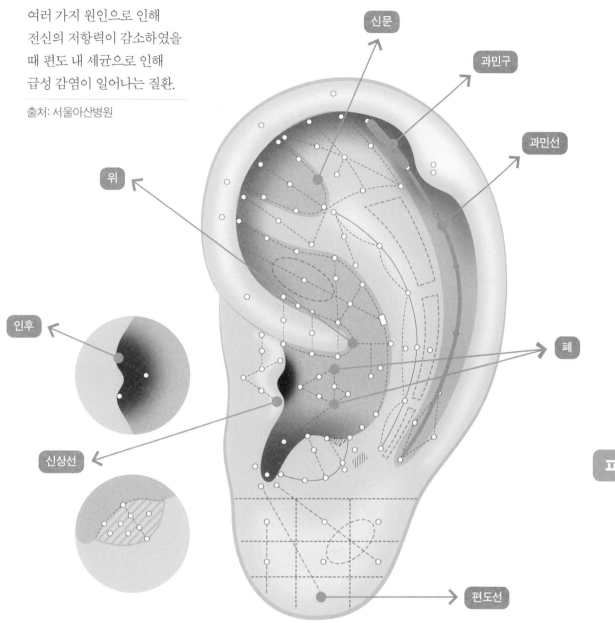

신문

과민구

과민선

위

인후

폐

신상선

편도선

• **필수 혈자리** 편도선, 과민구, 신문, 인후, 폐, 과민선, 위, 신상선

ㅍ

2장. 상황별 혈자리   171

139 폐렴

폐의 염증으로 폐포 내에
공기 대신 염증 세포나
삼출액으로 가득 차
호흡곤란을 야기하며, 발열
등의 전신 증상을 동반.

출처: 지제근,『알기쉬운 의학용어
풀이집』, 고려의학, 2004

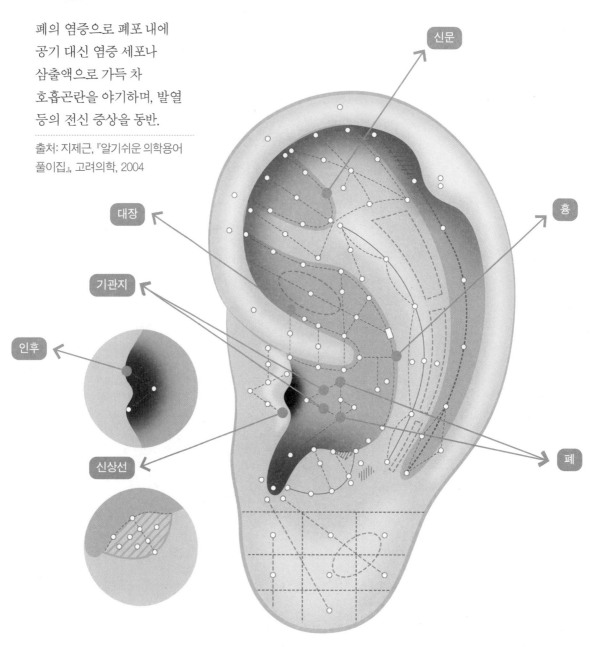

신문

흉

대장

기관지

인후

폐

신상선

• **필수 혈자리** 폐, 흉, 기관지, 신상선, 인후, 신문, 대장

140 피로

몸이 쉴 때가 됐다고 알리는
긴급 신호. 방치하면
병이 될 수 있고, 피로가
만성적으로 계속되는
'만성피로증후군'으로 악화될
수도 있다.

출처: "피로 때문에 못살겠다"…
만성 피로 극복하는 법", 헬스조선,
2019년 1월 10일

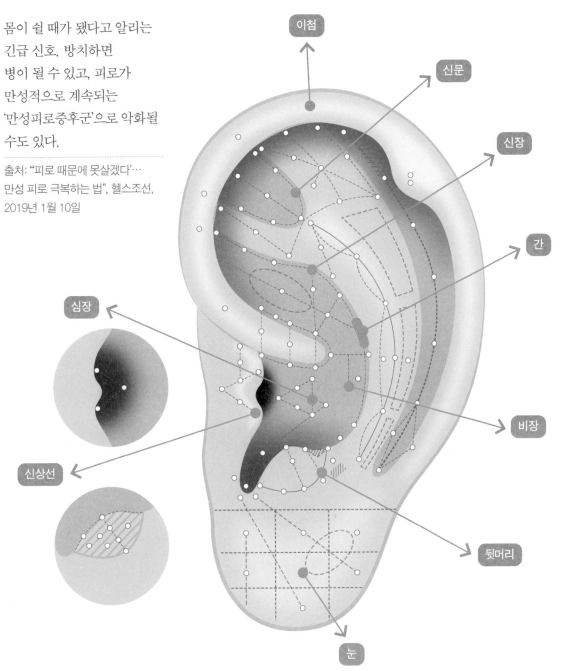

이첨
신문
신장
간
심장
비장
신상선
뒷머리
눈

- **필수 혈자리** 간, 신장, 비장, 심장, 눈, 신문, 신상선, 이첨, 뒷머리

141 피부(건성&지성)

건성피부는 피지분비가
적어 각질층의 수분양이
감소해 피부가 거칠어지는
상태. 지성피부는 모공 옆에
있는 피지선에서 분비되는
피지가 땀과 섞여 피지막을
형성하고, 피지의 분비가
많아 끈적이는 피부의 상태.

참고: "건성피부VS지성피부,
관리부터 다르다", 한국의약통신,
2018년 1월 26일

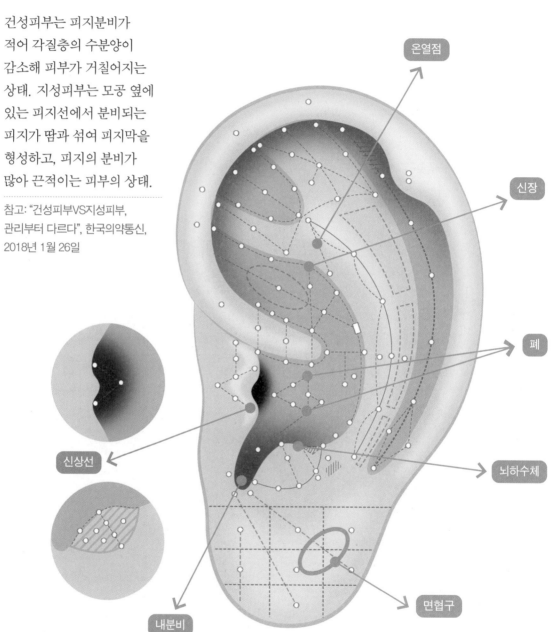

온열점

신장

폐

뇌하수체

면협구

신상선

내분비

• **필수 혈자리** 폐, 신상선, 내분비, 면협구, 뇌하수체, 온열점, 신장

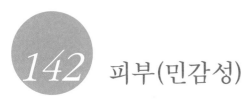

142 피부(민감성)

외부의 자극 물질, 알레르기
물질, 혹은 환경 변화나 인체
내부 원인에 대해 정상인
피부보다 더 민감하게
반응하여 자극 반응이나
피부염을 잘 일으킴.

출처: "민감성 피부의 이해와 관리법",
약업신문, 2009년 12월 1일

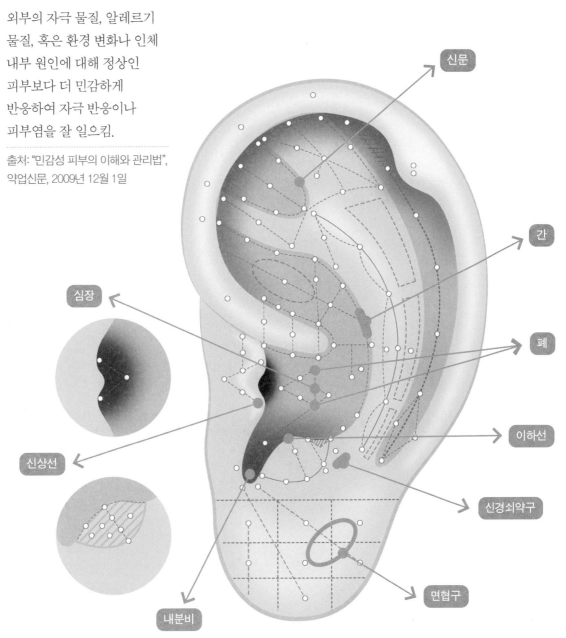

신문

간

폐

이하선

신경쇠약구

면협구

내분비

심장

신상선

- **필수 혈자리** 폐, 신상선, 내분비, 면협구, 신문, 심장, 간, 이하선, 신경쇠약구

143 피부노화

피부 탄력이 떨어져서
주름이 생긴다든지, 피부가
얇아진다든지 피부 색소
이상 즉, 우리가 흔히 알고
있는 과색소처럼 피부가
검게 되는 등의 증상.

출처: 서울아산병원

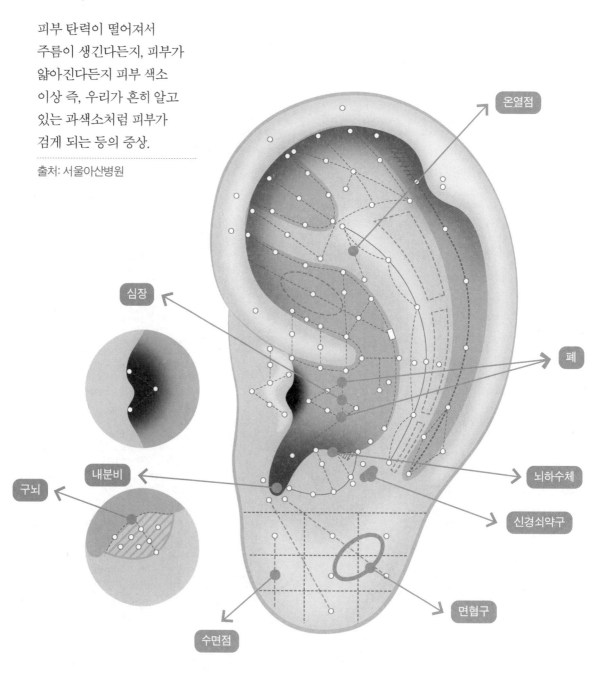

온열점

심장

폐

내분비

구뇌

뇌하수체

신경쇠약구

수면점

면협구

• 필수 혈자리 폐, 온열점, 뇌하수체, 내분비, 구뇌, 수면점, 신경쇠약구, 심장, 면협구

144 해수

해소라는 명칭으로도 불리는
만성적인 마른기침을 말하는
것으로 폐와 밀접한 연관이
있는 증상.

출처: 현동한의원[34]

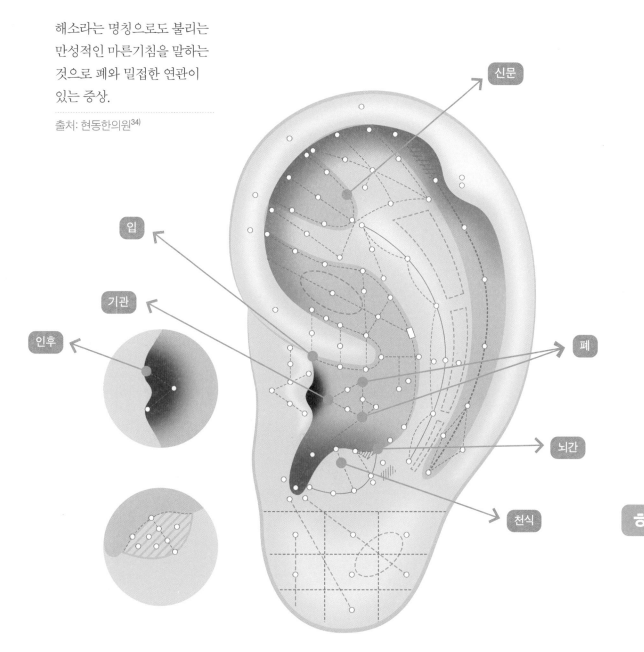

- **필수 혈자리** 신문, 입, 폐, 기관, 인후, 천식, 뇌간

145 화병

명치에 뭔가 걸린 느낌
등 신체 증상을 동반하는
우울증의 일종으로 우울과
분노를 억누르기 때문에
발생한 정신 질환.

출처: 서울대학교병원 의학정보

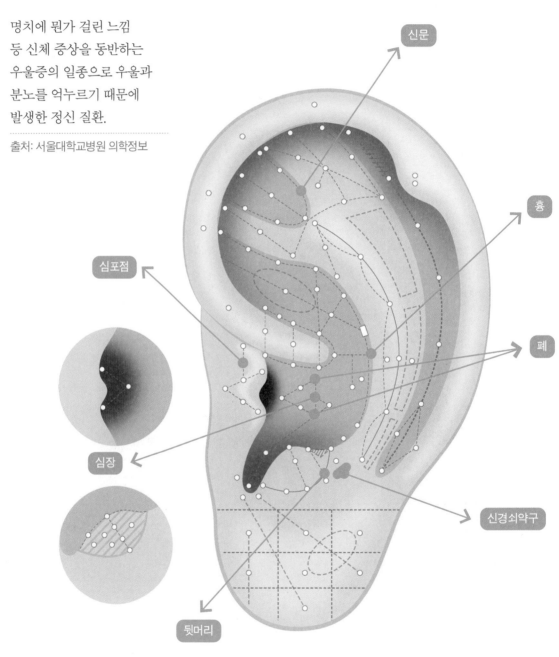

신문

흉

폐

심포점

심장

신경쇠약구

뒷머리

• **필수 혈자리** 신문, 심장, 심포점, 흉, 폐, 신경쇠약구, 뒷머리

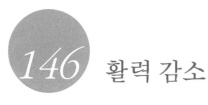

146 활력 감소

활력이란 살아있는 징후, 즉
생명징후를 말한다. 감소된
활력을 증가시켜야 힘있게
생활할 수 있다. 호흡, 맥박,
체온, 의식 정도, 혈압을
지표로 한다.

출처: 지제근, 『알기쉬운 의학용어
풀이집』, 고려의학, 2004

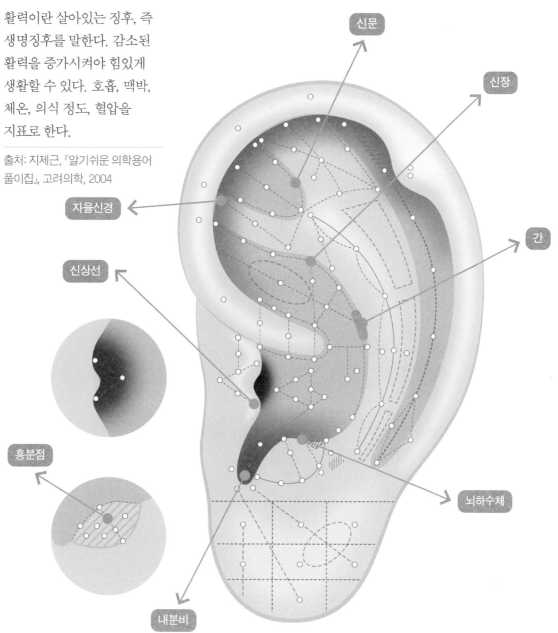

신문

신장

자율신경

간

신상선

흥분점

뇌하수체

등

내분비

• **필수 혈자리** 신장, 간, 내분비, 뇌하수체, 자율신경, 흥분점, 신상선, 신문

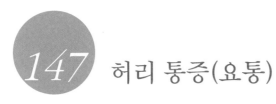

147 허리 통증(요통)

허리가 아픈 증세를 통틀어
이르는 말. 요추나 천추
등의 구조상이나 역학적
이상, 요부의 근육, 근막, 건,
신경의 장애.

출처: 지제근, 『알기쉬운 의학용어
풀이집』, 고려의학, 2004

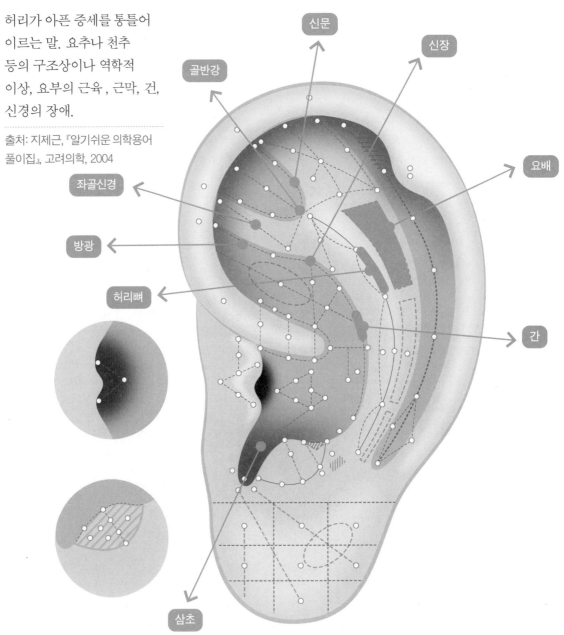

신문

신장

골반강

좌골신경

요배

방광

허리뼈

간

삼초

• **필수 혈자리** 허리뼈, 요배, 골반강, 신문, 간, 신장, 방광, 좌골신경, 삼초

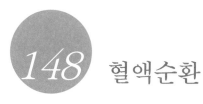

148 혈액순환

심장박동에 의해 폐와 전신을
순환하여 산소와 영양분을
공급하고 이산화탄소와
노폐물을 수거하는 혈액의
흐름.

출처: 서울아산병원

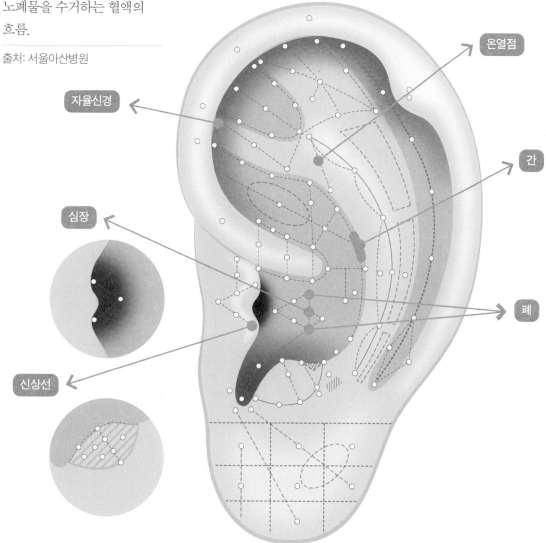

온열점

자율신경

간

심장

폐

신상선

- **필수 혈자리** 심장, 간, 폐, 자율신경, 온열점, 신상선

흉

149 히스테리성 인격장애

감정의 표현이 과장되고
주변의 시선을 받으려는
일관된 성격상의 특징.
이로 인해 환자의 전반적인
기능이 저하되고 주관적인
고통이 초래되는 경우.

출처: 서울대학교병원 의학정보

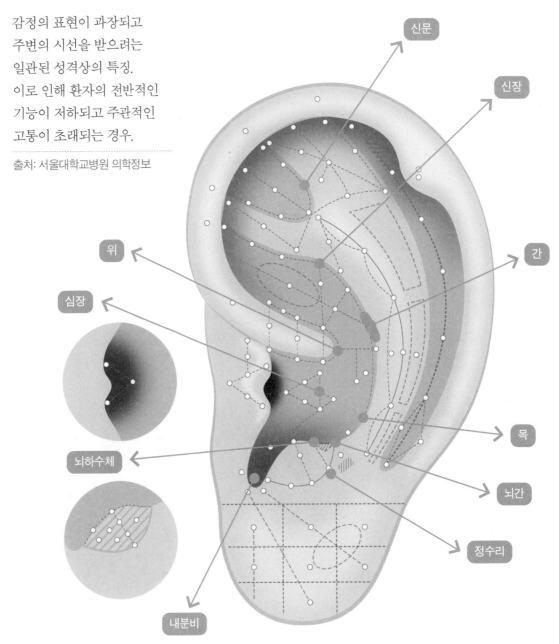

신문
신장
간
위
심장
목
뇌하수체
뇌간
정수리
내분비

- **필수 혈자리** 심장, 신장, 정수리, 위, 간, 목, 신문, 뇌간, 뇌하수체, 내분비

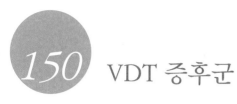

150 VDT 증후군

스마트폰이나 컴퓨터
모니터와 같은 영상 기기를
오랫동안 사용해 생기는 눈의
피로, 어깨·목 통증 등 증상을
통칭하는 용어. 안구건조증,
거북목 증후군이나 어깨·목
통증 등이 모두 이 증상에
포함.

출처: 한경 경제용어사전[35]

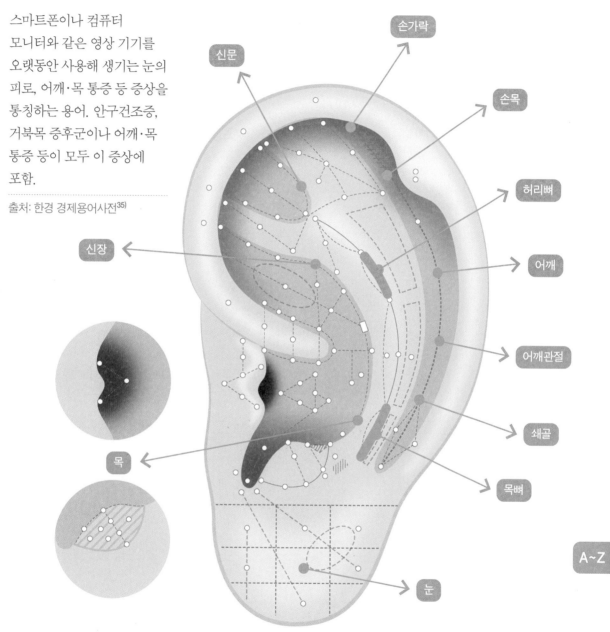

손가락

신문

손목

허리뼈

신장

어깨

어깨관절

쇄골

목

목뼈

눈

• **필수 혈자리** 눈, 신문, 손가락, 손목, 목, 목뼈, 허리뼈, 쇄골, 어깨관절, 어깨, 신장

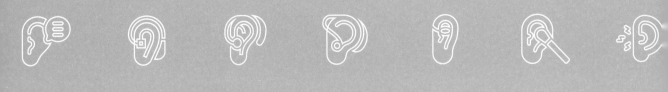

3장

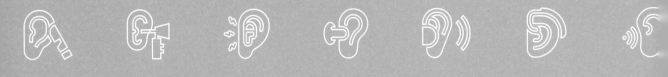

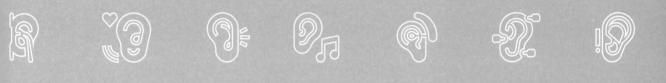

귀 마사지

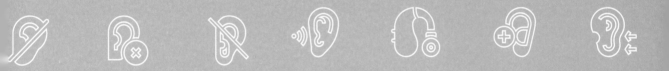

> # "마사지는 최고의 명약이다."
>
> -히포크라테스

마사지의 어원

- 그리스어: '마시(비비다)'
- 라틴어: '손'
- 아라비아어: '마스(누르다)'
- 히브리어: '손대다'

즉, 사람의 손 또는 기구를 이용하여, 쓰다듬고, 누르고, 주물러서 **몸의 회복을 돕는 것**.

"**마사지**를 받으면 혈액과 림프액 등 체액 순환이 원활해져, 체내 노폐물과 통증 유발물질 생성이 줄어든다."

차움재활의학과 김덕영 교수

"**마사지**를 받으면, 혈관을 확장하는 히스타민의 분비가 촉진되어 혈관이 확장되고, 혈액순환이 더 잘 된다."

삼성서울병원 재활의학과 김상준 교수

마사지는 사람의 손이나 기구를 이용하여 비비고, 쓰다듬고, 누르고, 주물러서 몸의 회복을 돕는 것이다. 마사지는 혈액의 순환과 기(氣)의 순환을 촉진하는 지구력 운동의 효과를 나타내기도 한다.

의학의 아버지 히포크라테스는 "마사지는 최고의 명약이다."라고 하였다. 마사지의 종류 중에는 혼자서도 얼마든지 할 수 있는 마사지가 있는데 손 마사지, 발 마사지, 귀 마사지가 그것이다. 그중 귀 마사지는 언제 어디서나 손쉽게 할 수 있고 가장 빠르게 뇌와 얼굴로 전달될 수 있어 그 효과가 탁월하다.

뒤에 소개하는 아홉 가지 방법 외에도, 귀의 부위별 마사지로 전신 마사지 효과를 누릴 수 있다.

오일을 사용하여 부드럽게 마사지하는 것도 좋은 방법이다.

예를 들어, 신경을 안정시키고 편안한 상태를 원하거나 스트레스와 불안으로 인한 불면을 해소하길 원한다면 주로 저녁에 라벤더 오일을 활용하는 것이 좋다.

또한 신선함과 상쾌함을 원하거나 통증 완화나 소화에 도움 주길 원한다면 주로 오전 중에 페퍼민트 오일을 활용하는 게 좋다.

그 외에도 여러 기능이 있는 다양한 오일을 사용할 수 있다.

하루 10분 귀 마사지로 온몸의 기와 혈의 흐름을 원활하게 하여 컨디션을 회복하고 날마다 활기차게 살아보자.

> 고대로부터 내려오는 귀 마사지는 현대인들의 지대한 관심의 대상인 웰빙(well-being)과 안티에이징(anti-aging)을 위해 언제 어디서나 손쉽게 활용할 수 있다.

귀 마사지 효과!!!

• 열이 오른다.

• 혈액순환을 돕는다.

• 정신 안정 효과가 있다.

• 신진대사가 원활해진다.

• 에너지가 솟는다.

• 눈이 밝아진다.

• 머리가 맑아진다.

• 뇌 기능이 좋아진다.

• 몸의 독소가 발산된다.

• 피부가 맑아진다.

• 얼굴이 갸름해진다.

• 다이어트 효과가 있다.

1. 차분한 마음을 위하여 - 귀 납작하게 누르기

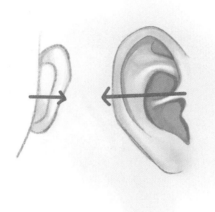

귀 연골부분을 자극함으로써 경락소통을 원활하게 하여 전신 마사지 효과가 있다.

2. 집중력을 위하여 - 귀를 위, 아래로 늘리기

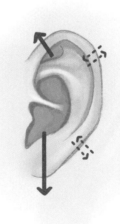

집중력 향상이 필요할 때 면역력을 강화할 때

3장

3. 심신 안정을 위하여(호르몬 조절에 관여) - 지복(指腹)으로 돌려주기

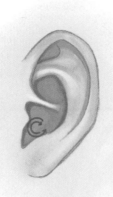

심장을 튼튼히 기혈을 보(補)해 주고 기침을 멈추게 내분비를 조절

4. 감기 예방을 위하여 - 귓구멍 속 돌리기

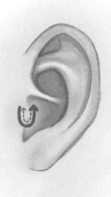

기(氣)의 소통 원활히 귀가 잘 들리게 코와 인후를 건강하게

5. 소화를 위하여 - 지복(指腹)으로 누르기

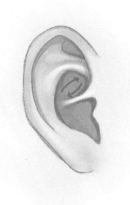

속이 더부룩하거나 체한 느낌이 들 때 신장, 방광 기능 증진을 위하여

6. 에너지 up! up!을 위하여(정력 증진) - 귀 바깥으로 잡아당기기

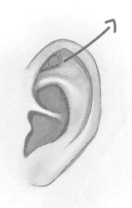

생식 기능 강화와 혈압 안정 하지의 근골을 부드럽게

7. 척추 건강을 위하여 - 귀 언덕 오르내리기

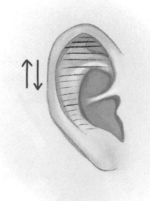

척추를 튼튼하게, 팔, 다리를 강하게, 관절을 부드럽게

8. 기분 전환, 기억력 증진을 위하여 - 귀 뿌리 마찰하기

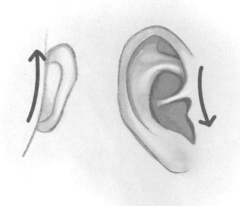

무기력해지고 짜증나고 우울할 때

9. 귀 전체 마무리 안마 - 귀로 북치기

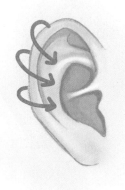

모든 질환의 치유, 회복, 예방을 위하여

3장

4장

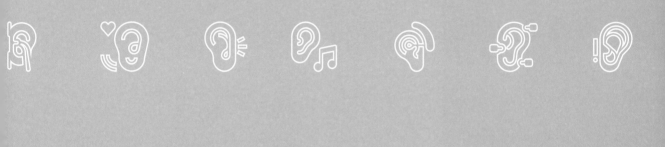

귀 분석

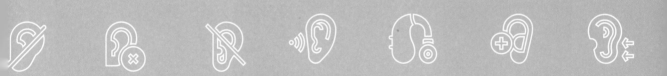

귀를 보며 건강을 파악하기 위해서 여러 방법을 활용할 수 있다. 귀를 주의 깊게 관찰하면 사람마다 귀의 모양과 색이 어딘가 다른 곳이 있음을 발견할 수 있다. 정상적이고 건강한 귀는 크기가 적당하고 도톰하고 부드러우며, 탄력이 있고 얼굴 빛깔과 비슷한 색을 띤다. 정상적인 귀와 비정상적인 귀를 먼저 눈으로 구별하는 것이 건강을 살펴보는 데 가장 중요한 근거가 된다. 반응이 나타나는 그 부위가 어느 곳인지 주의하여 살펴보자.

1. 시진법

① 변형 (모양의 변화)

: 가장 쉽게 관찰하여 분별할 수 있는 현상이다. 원래의 귀 모양에서 틀어지거나 눌리거나 찌그러지거나 힘이 없거나 부풀거나 단단하게 굳어진 모양이 보인다.

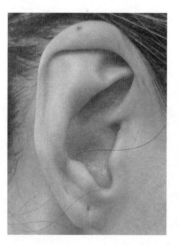 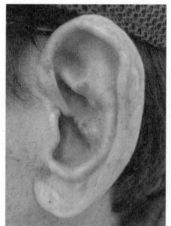 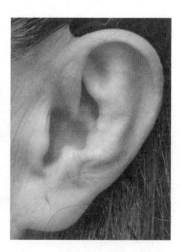

② 변색 (색깔의 변화)

: 옅은 붉은색부터 짙은 붉은색과 검붉은색, 어두운색으로 변할수록 질병의 만성적인 상태로 가며
색의 이상으로 건강의 이상을 급성과 만성으로 구분하여 감지할 수 있다.

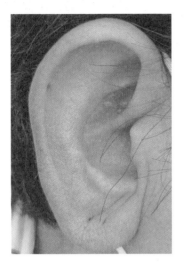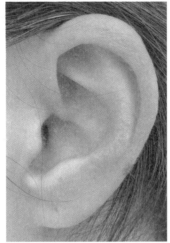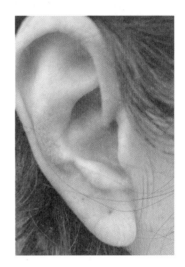

③ 혈관 (혈관의 확장 또는 돌출)

: 미세한 모세혈관이 나타나는 경우가 있는데 색이 짙어지고 점점 두드러진다면 문제가 있음을 나
타내는 것이다. 혈관이 굵어지고 색이 짙어질수록 오래된 증상이라고 할 수 있다.

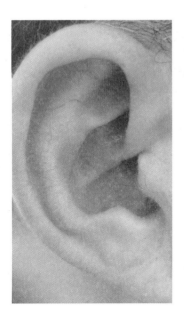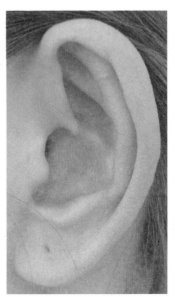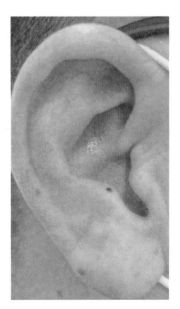

④ 구진 (돌기나 뾰루지, 물집이나 피부의 솟아오름 등)

　: 귀에 여드름이나 농, 뾰루지, 딸기씨와 같은 반응이 나타난다.

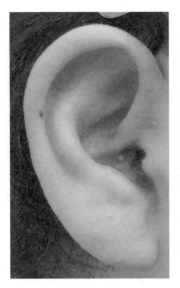 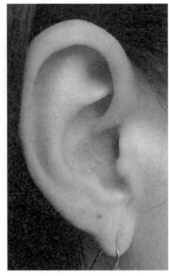 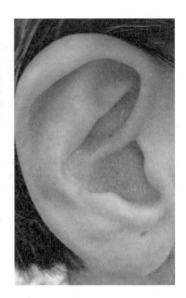

⑤ 탈설 (비듬이나 각질 또는 비늘)

　: 비듬이나 각질, 부스럼처럼 닦아내도 계속 생기는 불순물로 건강상의 불균형이 생겼다고 볼 수 있는 신호다.

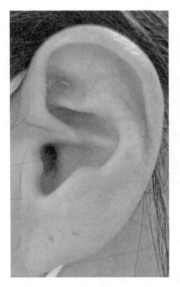 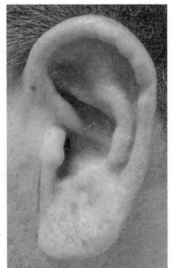 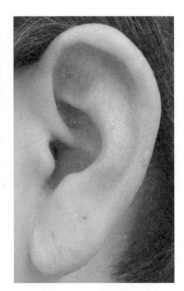

⑥ 주름 (한 줄 내지 여러 줄의 오목한 홈)

: 주로 귓불에 중점적으로 생긴다.

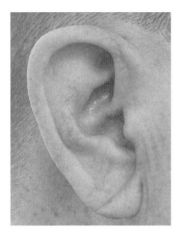 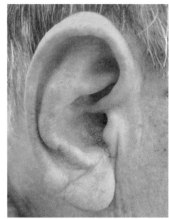 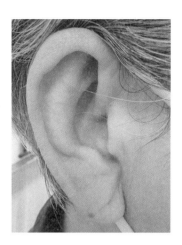

위의 여섯 가지처럼 눈으로 보는 방법(시진법)이 있고 손으로 만져 구별하는 방법(촉진법)도 있다.

2. 촉진법

만졌을 때 단단한 정도와 내담자가 느끼는 통증의 정도에 따라 몸의 상태를 파악할 수 있다.

손으로 만져보고 딱딱한지 부드러운지, 단단한지 힘이 없는지, 촉촉한지 건조한지를 살펴야 한다. 차가운지 뜨거운지에 따라서도 건강의 정도를 알 수 있다. 귀는 촉감이 부드러우면서도 탄력이 있을 때 건강함을 표현한다. 뭉툭한 볼펜이나 지압봉 또는 손가락 등으로 귀의 곳곳을 지그시 눌러보면 유독 아픔을 느끼는 곳이 있다. 통증을 느끼는 그곳과 상응하는 신체의 부분에 문제가 있다는 뜻이며, 그 부분의 몸속 통로가 막혔다는 걸 의미한다. '기가 막히다'라는 표현은 사람이 활동하고 살아가는 데 필요한 육체적, 정신적인 힘이 막혔다는 뜻이다. 막힌 기를 뚫어줘야 다시 힘을 얻어 활동할 수 있기에 귀를 손으로 마사지해주는 방법으로 순환을 도울 수 있다.

눈과 손으로 구별한 분석 외에도 반드시 질문을 통하여 내담자의 상태를 잘 확인해야 정확한 분석을 할 수 있다.

4장

부록

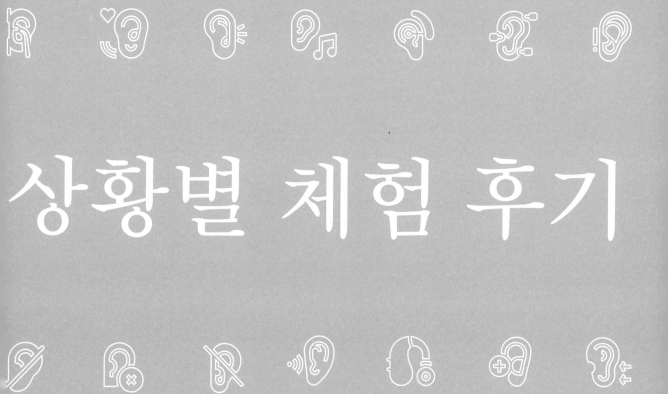

상황별 체험 후기

1. 갱년기
김○○(여, 50대 후반) 갱년기로 마음의 조바심이 있었는데 이혈을 받은 후 안정이 되며, 밤에 숙면을 해 불안 증세가 많이 사라졌다.

2. 감기(고열, 목, 코)
김○○ (남, 40대 후반) 감기 몸살로 하루 이틀 고열이 났었는데 귀 마사지와 기석 부착 후 10분 만에 고열이 뚝 떨어짐을 여러 번 경험했다. 장염으로 고생할 때도 귀뿐 아니라 배에 직접 기석을 붙였을 때 빠르게 복통이 사라짐도 경험하였다.

3. 급체
이○○ (여, 50대 중반) ○○대학교 식당에서 저녁 식사로 칼국수를 맛있게 먹고 일어나 나오는 길에 급체로 바로 쓰러진 적이 있었다. 그때 즉시로 이혈 강사님이 귀와 손가락에 마사지와 사혈을 해주셨다. 불러주신 119 대원들이 도착했을 때는 숨이 제대로 쉬어지며 땀이 나기 시작했다. 병원 검사 결과 이상이 없어 30분 후 바로 나올 수 있었다.

4. 기침, 기관지염
김○○ (여, 40대 중반) 평소 기관지가 좋지 않아 이비인후과를 일주일이 멀다 하고 다녔었는데 이혈 테라피를 받은 이후에는 일 년에 한 번 갈까 말까 한 상태가 되었다.
최○○ (여, 70대 초반) 폐가 늘 문제라 천식과 기관지염으로 고생하고 대장에서 용종을 떼 내었는데, 매주 한 번씩 귀 마사지만 주로 했는데도 호흡이 많이 편안해지고 배도 편해졌다.

5. 다이어트
이○○ (여, 50대 초반) 다이어트 혈자리에 이혈을 해도 날마다 친구들과 맛난 음식 먹으러 다니는 게 즐거움이라 식탐을 조절하기가 어렵지만, 점점 머리가 맑아지고 변비가 조금씩 나아지고 있으니 다이어트의 가능성이 보여서 좋다.
윤○○ (남, 50대 후반) 이혈과 동시에 식이조절을 시작하여 살이 많이 빠지고 무릎 통증이 감소했다.

조○○ **(여, 50대 후반)** 갱년기 나이라, 친구들은 덜 먹는데도 살이 쪄 고민하는데, 나는 평상시와 똑같이 먹고 움직임도 거의 비슷한데 이혈을 꾸준히 받은 후 6개월간 2kg이 빠졌다.

6. 당뇨수치 조절

이○○ **(여, 40대 중반)** 이혈 한 지 6개월 후 병원에 갔다 왔는데 당뇨수치, 간수치, 염증수치가 다 정상수치 안으로 들어왔다고 한다. 약 안 먹고 염증수치가 정상 범위 안에 들어온 건 이번이 처음인 것 같다.

이○○ **(여, 50대 초반)** 갑상샘 수술 후에 비만으로, 당뇨 초기였는데 기석을 붙이고 있으면 당뇨수치가 정상으로 나오지만, 기석을 뗀 후에는 또 높이 나와 일주일에 한 번씩은 계속해서 이혈을 받는다.

7. 두통

곽○○ **(남, 50대 중반)** 뇌에 문제가 있는데, 갑작스러운 극심한 두통을 가끔 느껴서 이혈을 받았더니 두통이 잦아들어 너무 신기했다.

8. 리프팅

김○○ **(여, 80대)** 리프팅 혈자리를 따로 시술하지 않았는데도 9개월 정도 첩압 후 심술보가 붙은 것 같던 고집불통 할머니 얼굴형이 소녀 같은 예쁜 얼굴로 매끈하게 되어져 나도 기쁘지만 주변 사람들이 너무 놀라워한다.

조○○ **(여, 40대 후반)** 몇 년을 지속하여 이혈한 결과 특별히 리프팅 혈자리를 자극하지 않았어도 얼굴이 많이 가느스름해져서 주변에서 턱 깎았느냐는 질문도 받았다.

9. 무기력(피로)

이○○ **(여, 60대 초반)** 이혈테라피를 하면 바로 눈이 맑아지고 앞이 잘 보이며 다음 날 컨디션이 좋아짐을 느낀다.

조○○ **(여, 40대 중반)** 이혈을 하면 머리 무거운 것이 많이 가벼워지고 눈 맑아짐을 바로 느낄 수 있다.

부록

10. 무릎통증

김ㅇㅇ (여, 80대) 무릎과 종아리가 아파서 이혈을 시작했다. 10분도 걷지 못했는데 지속적인 마사지와 기석 부착으로 30분 이상 걸어 다닐 수 있게 되었다.

11. 불면

김ㅇㅇ (여, 40대 중반) 이혈테라피를 배운 후 시어머님의 불면증에 도움을 드려 시부모님께서 신기하게 생각하신다.

강ㅇㅇ (여, 50대 후반) 불면이 오랜 세월 진행되어 심장까지도 많이 약해진 상태이고 등이 늘 아파 고생했는데 이혈을 통해 불면이 해결되었다. 교회에 잠 못 주무시는 권사님들을 찾아다니며 도움을 드리니 교회 할머님들 사이에서 명의로 불린다. 나의 아픔을 너무 깊이 알기에 같은 문제로 고생하시는 분들께 먼저 다가가서 도움을 주게 되어 기쁘다.

12. 변비

김ㅇㅇ (여, 50대 초반) 변비가 심했는데 첫 회 기석 부착을 하고 나서 바로 다음 날 변을 아주 잘 보게 되었다.

13. 비염

남궁ㅇㅇ (여, 50대 초반) 비염으로 계속 코가 막혀 있었는데 한 번 기석 부착 후에 코가 뚫려 신기했다.

박ㅇㅇ (여, 50대 초반) 비염이 심했는데 기석 부착 후 코로 숨을 쉴 수 있어 좋았다.

14. 생리불순(주기, 혈의 색과 양)

정ㅇㅇ (여, 50대 중반) 기석 부착 후 끊어진 생리를 다시 시작했으며 이혈하는 몇 달 동안 생리혈 색이 좋아졌고, 허리의 통증이 많이 완화되었다.

류ㅇㅇ (여, 40대 초반) 6개월 이상 꾸준히 이혈한 결과 생리혈 색이 좋아졌고 컨디션도 좋아져서 운동을 시작하게 되었다. 그 전엔 기운이 없어 운동할 몸의 상태가 아니었다.

15. 설사

이○○ (여, 80대 중반) 2~3달 동안 계속 설사를 해서 마사지와 기석 부착을 1회만 실시하고 왔는데 설사가 잦아들어 점점 안정적으로 되었다.

16. 소화계통(소화불량, 급체)

이○○ (여, 50대 중반) 소화 기관이 좋지 않아 늘 더부룩하고 체하여 한참을 힘들어하는데 그럴 때마다 귀 마사지와 기석 부착을 한다. 요즘엔 이런 일로 병원 가는 일이 거의 없다.

고○○ (여, 70대 중반) 소화 기관의 약화로 몸도 냉한데, 이혈 받는 횟수가 많아질수록 점점 몸이 따뜻해짐을 느낀다.

유○○ (여, 50대 초반) 소화기가 좋지 않아 입냄새가 좀 심했는데 지속적인 기석 부착으로 냄새가 많이 사라졌다.

17. 손, 발(냉증, 각질, 통증)

김○○ (녀, 40대 후반) 발이 굉장히 시리고 통증이 있었는데 귀 마사지를 많이 하고 기석 부착을 하면 확실히 통증이 줄어든다.

김○○ (여, 40대 중반) 손가락 관절염으로 오랜 시간 고통스러워 걸레 빠는 정도의 집안일도 못 할 정도로 손가락이 많이 아팠었는데, 이혈을 1년 가까이 받으면서 심한 일이 아니면 집안일도 할 수 있게 되었고 교회 주방일도 도울 수 있게 되었다.

조○○ (여, 40대 초반) 손가락 방아쇠 증후군과 터널 증후군으로 고통받고 있을 때 이혈을 받게 되었는데, 기석이 부착되어 있을 때는 통증을 잘 못 느끼다가 기석을 떼고 나면 통증을 느끼게 되어 신기했다.

김○○ (여, 60대 초반) 퇴행성관절염으로 손가락 끝이 아파 고생했는데 기석을 귀뿐 아니라 손가락에도 꾸준히 붙이니 통증을 좀 덜 느끼게 되었다. 그런데 신기하게도 기석을 붙이고 있을 때는 덜 아픈데 떼고 나면 아파서 지금도 손가락에 기석을 열심히 붙이고 있다.

18. 어깨 뭉침

유○○ (여, 50대 중반) 카페를 운영하며 빵과 케이크를 만드느라 어깨가 늘 뭉치고 피곤하였는데 이

부록

혈을 지속적으로 받는 동안 어깨가 풀어졌다.

유○○ **(여, 50대 초반)** 어깨 뭉침이 굉장히 심해 늘 어깨에 곰 한 마리를 매달고 다니는 것 같았는데 이혈을 6개월 정도 꾸준히 하면서 뭉침이 거의 해소되었다.

이○○ **(여, 50대 후반)** 갱년기와 더불어 심한 스트레스로 어깨가 너무 아플 뿐 아니라 팔을 들지도 못하고 심지어는 운전 시에 핸들을 꺾을 때 오는 통증으로 한의원에 가서 침을 맞기를 며칠째 했는데도 차도가 크지 않았다. 이혈을 받은 후 어깨 통증보다 기석을 부착한 귀의 통증이 더 크게 느껴져 많이 아팠으나 하룻밤 지나고 나서 고질적으로 문제가 되었던 어깨가 편안히 올라가는 것을 보니 신기했다. 이후로 이혈을 크게 신뢰하게 되었다.

최○○ **(남, 60대 초반)** 건강한 체격인데 몇 년 전 교회 건물 공사로 어깨에 이상이 와서 고생을 많이 했다. 귀를 관찰해 주시고 어깨 부분에 변형이 왔다고 말씀하셔서 귀 마사지를 하고 이혈을 받았는데 너무 아팠다. 그러나 그 이후 어깨가 많이 풀려 거의 통증을 못 느끼게 되었다.

19. 얼굴(비대칭)

류○○ **(여, 40대 초반)** 뇌종양 수술 중 얼굴에 있는 면 신경을 건드려서 수술 후 왼쪽 얼굴이 땅겨 올라가는 상태로 심하게 비틀어지게 되었는데 6개월 정도 이혈을 받았더니 얼굴 틀어짐이 조금씩 돌아오면서 몸의 컨디션도 함께 좋아졌다.

20. 이명

정○○ **(여, 40대 후반)** 자궁 수술로 몸이 많이 쇠하여진 상태라 갑자기 이명이 들렸다. 그날 이혈을 받고 집으로 돌아가는 중에 귀울림이 멈추었고 다음 주 다시 받으러 갈 때까지도 울림이 없었다.

21. 종아리 저림(좌골신경통)

최○○ **(여, 70대 중반)** 좌골신경통으로 종아리가 아파 밤에 거의 잠을 못 자는데 귀 마사지와 이혈을 받은 후 종아리 저림이 나아져 잠을 좀 잘 수 있었다.

최○○ **(여, 60대 중반)** 잠을 잘 못 자고 종아리가 항상 저려 고통스러워 이혈을 받았다. 귀가 너무 아팠지만 참고 여러 번 지속해서 받으니 잠을 좀 편히 잘 수 있었고 종아리 경련도 잘 못 느끼는 상태가 되었다.

22. 피부 개선

유○○ (여, 50대 중반) 이혈테라피를 지속적으로 받으면서 피부가 너무 맑아져 주변 분들이 요즘 좋은 일 있느냐고 왜 이리 예뻐지냐고 자꾸 물어보셔서 기분이 좋다.

23. 허리통증

김○○ (여, 50대 초반) 사무실에서 오랜 시간 앉아서 근무하여 허리가 엄청 아팠는데 한 번의 귀 마사지와 이혈을 받음으로 허리통증이 거의 완화되었다.

박○○ (여, 50대 초반) 허리 디스크 수술로 힘들었을 때 이혈을 받음으로 허리에 힘이 들어가서 좋았다.

이○○ (여, 50대 중반) 허리 협착증 수술로 힘들었을 때부터 1년 넘게 이혈을 받으면서 허리가 많이 편안해져 지역 아동 센터에 나가 식당에서 일을 할 수 있게 되었다. 지금도 밭에 나가 쪼그리고 농사짓는 경우에만 약간의 허리 통증을 느낄 뿐 일상생활에서는 불편이 많이 감소하였다.

내 귀 사용 설명서

강의를 하다보면 여러 가지 상황에 처한 분들을 만나게 됩니다.

어떤 수강생은 제가 기석을 붙여드리면 당뇨 수치가 일주일 동안 안정이 된다고 하시며 매주 수업 후 거르지 않고 꼭 저에게 상담 요청을 하셨습니다.

어떤 수강생은 하는 일의 특성상 손과 어깨를 많이 사용하여 통증이 있는 분이신데 제가 만져 드리면 일주일이 편하다고 하십니다.

또 다른 수강생은 잠을 잘 자지 못하고 입면에 드는 시간이 너무 오래 걸려 어려움을 겪고 계셨는데 매주 지속적으로 이혈테라피는 하다 보니 입면 시간이 짧아지고 숙면을 하게 되었다며 감사의 마음을 표현해 주셨습니다.

또 어떤 수강생은 마음이 아픈 분이셨는데 제가 그분의 귀를 마사지하고 기석을 붙여드렸더니 마음이 너무 편안해졌다고 저녁에 일부러 감사 인사를 보내시며 저처럼 살고 싶다는 찬사까지 보내주셨습니다.

이렇게 신체 내부가 불편한 분들, 신체 외부가 불편한 분들, 머릿속에 어려움을 느끼는 분들, 마음이 어려운 분들 등등 다양한 분들을 우리는 주변에서 어렵지 않게 만납니다. 이럴 땐 어떻게 도와드려야 할까? 저럴 땐 어떻게 불편을 해소할 수 있을까? 수강생들과 내담자분들을 대할 때마다 고민이 될 때가 참 많았습니다. 그래서 혼자서도 귀와 대화하며 귀를 잘 다독거려 몸과 마음에 안정을 취하는 데 도움이 될 수 있기를 바라는 마음으로 일상생활에서 가장 많은 질문을 받는 상황별 혈자리 150가지를 정리해 보았습니다.

'이혈테라피'는 치료를 위한 도구가 아닙니다. 몸과 대화를 나누는 도구입니다.

귀를 조용히 들여다보며 귀를 통해 들려주는 몸의 이야기를 잘 들어보고 귀와 친해지는 도구입니다.

'이혈테라피'는 나와의 관계뿐 아니라 가족 간의 건강을 보살펴주고 귀 마사지를 하며 사랑을 나눌 수 있게 해주는 좋은 도구가 됩니다.

귀라는 한 작은 몸의 기관을 통해 가족, 친구, 친척, 이웃 등 내가 사랑하는 사람들의 아픔과 불편을 들어주고 물어보며 관심을 가지고 대화를 나눌 수 있습니다.

물론 내가 몰랐던 분들이라 할지라도 어려움을 호소하는 분들이 계신 곳이나 우리의 손길이 필요한 곳이라면 경로당이나 요양원 등 어디든지 '이혈테라피'라는 도구를 가지고 나갈 수도 있습니다.

'이혈테라피'를 배워 귀 통역사가 되어 봉사하고, 전도하며 더 나아가 해외로 선교를 떠나는 분들도 계십니다. 어떤 상황을 만나든지 이 책을 접하시는 분들께서 건강하게 지내며 이웃을 도울 수 있는 좋은 방법으로 '이혈테라피'라는 도구를 잘 활용하시면 좋겠습니다.

여러분 각자가 이 책을 잘 활용하여 '우리집 비상 주치의'가 되신다면, 얼마나 좋을까요?

그런 의미에서 이 책이 여러분들께 주치의의 역할을 제대로 할 수 있기를 바랍니다.

출처

1) 서울대학교병원 의학정보 http://www.snuh.org/health/nMedInfo/nList.do

2) 두산백과 두피디아 https://www.doopedia.co.kr

3) 삼성서울병원 http://www.samsunghospital.com

4) 서울아산병원 https://www.amc.seoul.kr

5) 한국전통지식포탈 https://koreantk.com

6) 네이버 지식백과 https://terms.naver.com

7) 자생한방병원 https://www.jaseng.co.kr

8) 나무위키 https://namu.wiki

9) 위키백과 https://ko.wikipedia.org

10) 한양대학교병원 https://seoul.hyumc.com

11) 분당서울대학교병원 https://www.snubh.org

12) 서울성모병원 평생건강증진센터 https://healthcare.cmcseoul.or.kr

13) 보건복지부국립재활원 https://www.nrc.go.kr

14) 대한산부인과학회 https://www.ksog.org

15) 질병관리청 국가건강정보포털 https://health.kdca.go.kr

16) 제이에스병원 http://js-hospital.com

17) National Institute on Alcohol Abuse and Alcoholism(NIAAA) https://www.niaaa.nih.gov

18) 국가암정보센터 https://www.cancer.go.kr

19) 약학정보원 https://www.health.kr

20) 국립국어원 https://www.korean.go.kr

21) 한국어기초사전 https://krdict.korean.go.kr

22) 대한신경과학회 https://new.neuro.or.kr

23) 판교우리재활의학과의원 http://www.woori2018.co.kr

24) 서초구 보건소 건강정보 https://www.seocho.go.kr/site/sh/main.do

25) 타이레놀 https://www.tylenol.co.kr

26) MSD 매뉴얼 https://www.msdmanuals.com/ko-kr

27) 중앙일보 건강칼럼 https://www.joongang.co.kr/lifestyle/health

28) 성가롤로병원 건강정보 https://www.stcarollo.or.kr/0401

29) 플러스한의원 http://www.plusmedic.kr

30) 동의의료원약제부 의약정보 https://www.demc.kr/medical_info/02_pro_0910.htm

31) 중외제약 https://www.jw-pharma.co.kr

32) 헬스조선 https://health.chosun.com

33) NIH https://www.nih.gov

34) 현동한의원 https://www.hyundong.co.kr

35) 한경 경제용어사전 https://dic.hankyung.com/economy

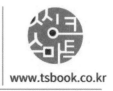
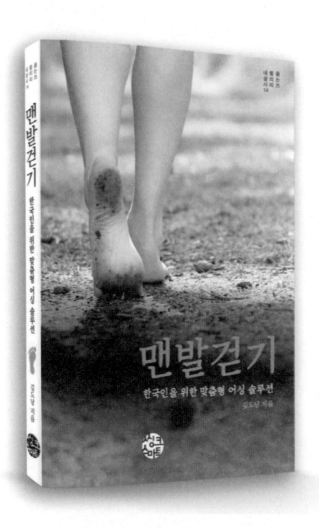